Libro di bordo dell'emicrania

Questo libro appartiene a:

_____

_____

_____

_____

_____

_____

Quando si riesce a identificare il punto in cui fa male, si può capire perché fa male. Questo libro può aiutarvi a tenere traccia dei vostri sintomi e a trovare un sollievo efficace o a decidere se avete bisogno di consultare un medico.

Libro di bordo dell'emicrania

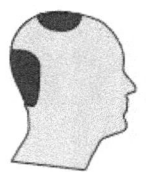 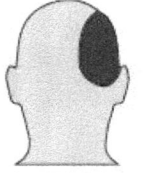 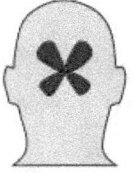 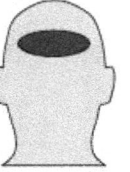 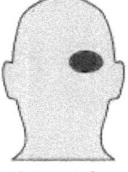 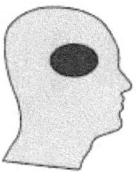

| Collo | Emicrania | Sinus | Tenasione | Grappolo | ATM |

DATA: _____ **TEMPO [ ]:** _____ _____

☀ ☁ ☁ 🌧 🌧 🌨 🌡 _____
□ □ □ □ □ □ □

Gravità del dolore

1	2	3	4	5	6	7	8	9	10

Grilletto

- □ Fame
- □ Luci luminose
- □ Caffè
- □ Stress al lavoro
- □ Stress a casa
- □ Pasti saltati
- □ Ansia

- □ L'insonnia
- □ Malattia
- □ Stanchezza
- □ Odori/ Profumi
- □ Movimento
- □ Affaticamento degli occhi
- □ _____

Misure di soccorso

Farmaci	
Acqua	
Dormire	
Esercizio	
Altro	
Altro	

Note: _____

Libro di bordo dell'emicrania

Libro di bordo dell'emicrania

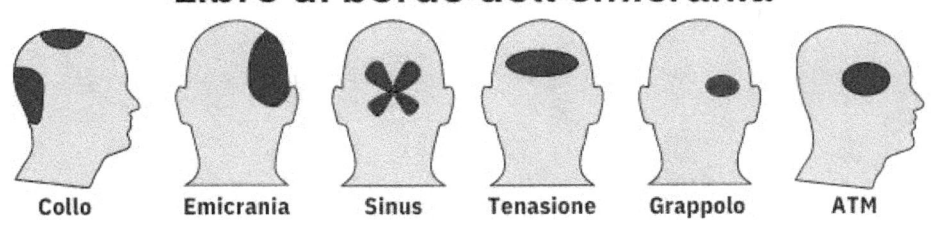

| Collo | Emicrania | Sinus | Tenasione | Grappolo | ATM |

DATA: _____   **TEMPO [ ]:** _____   _____

☀ ☁ 🌤 🌧 🌧 🌨 🌡 _____
☐ ☐ ☐ ☐ ☐ ☐

Gravità del dolore

1	2	3	4	5	6	7	8	9	10

Grilletto

- ☐ Fame
- ☐ Luci luminose
- ☐ Caffè
- ☐ Stress al lavoro
- ☐ Stress a casa
- ☐ Pasti saltati
- ☐ Ansia

- ☐ L'insonnia
- ☐ Malattia
- ☐ Stanchezza
- ☐ Odori/ Profumi
- ☐ Movimento
- ☐ Affaticamento degli occhi
- ☐ _____

Misure di soccorso

Farmaci	
Acqua	
Dormire	
Esercizio	
Altro	
Altro	

Note: _____

Libro di bordo dell'emicrania

Libro di bordo dell'emicrania

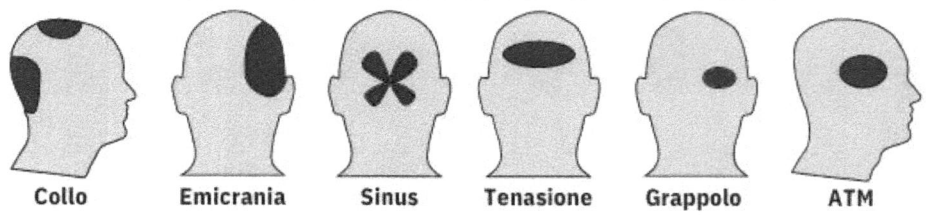

| Collo | Emicrania | Sinus | Tenasione | Grappolo | ATM |

DATA:_____ **TEMPO [ ]:**_____ _____

☀ ☁ ⛅ 🌧 🌧 🌨 🌡_____
☐ ☐ ☐ ☐ ☐ ☐

Gravità del dolore

| 1 | 2 | 3 | 4 | 5 | 6 | 7 | 8 | 9 | 10 |

Grilletto

- ☐ Fame
- ☐ Luci luminose
- ☐ Caffè
- ☐ Stress al lavoro
- ☐ Stress a casa
- ☐ Pasti saltati
- ☐ Ansia

- ☐ L'insonnia
- ☐ Malattia
- ☐ Stanchezza
- ☐ Odori/ Profumi
- ☐ Movimento
- ☐ Affaticamento degli occhi
- ☐ _____

Misure di soccorso

Farmaci	
Acqua	
Dormire	
Esercizio	
Altro	
Altro	

Note: _____

Libro di bordo dell'emicrania

Libro di bordo dell'emicrania

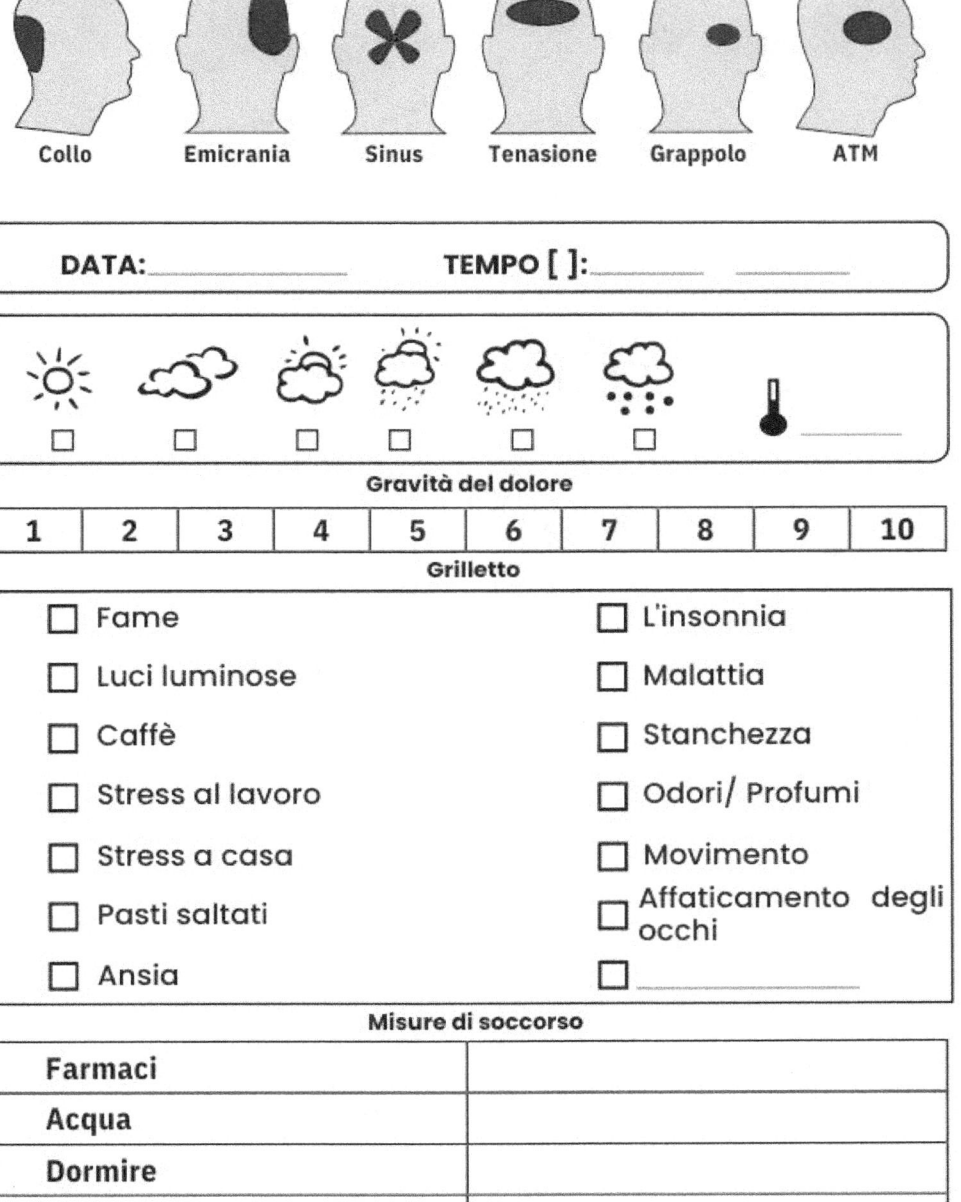

| Collo | Emicrania | Sinus | Tenasione | Grappolo | ATM |

DATA:_____   TEMPO [ ]:_____

Gravità del dolore

| 1 | 2 | 3 | 4 | 5 | 6 | 7 | 8 | 9 | 10 |

Grilletto

- ☐ Fame
- ☐ Luci luminose
- ☐ Caffè
- ☐ Stress al lavoro
- ☐ Stress a casa
- ☐ Pasti saltati
- ☐ Ansia

- ☐ L'insonnia
- ☐ Malattia
- ☐ Stanchezza
- ☐ Odori/ Profumi
- ☐ Movimento
- ☐ Affaticamento degli occhi
- ☐ _____

Misure di soccorso

Farmaci	
Acqua	
Dormire	
Esercizio	
Altro	
Altro	

Note: _____

Libro di bordo dell'emicrania

Libro di bordo dell'emicrania

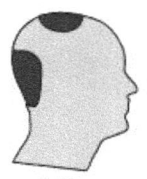 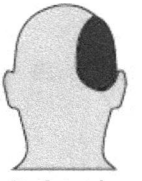 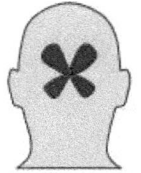 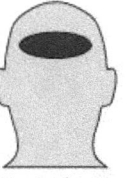 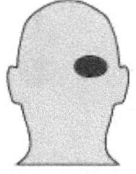 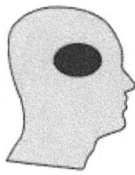

| Collo | Emicrania | Sinus | Tenasione | Grappolo | ATM |

DATA: _____ **TEMPO [ ]:** _____ _____

☀ ☐ ⛅ ☐ 🌥 ☐ 🌦 ☐ 🌧 ☐ 🌨 ☐ 🌡 _____

Gravità del dolore

1	2	3	4	5	6	7	8	9	10

Grilletto

- ☐ Fame
- ☐ Luci luminose
- ☐ Caffè
- ☐ Stress al lavoro
- ☐ Stress a casa
- ☐ Pasti saltati
- ☐ Ansia
- ☐ L'insonnia
- ☐ Malattia
- ☐ Stanchezza
- ☐ Odori/ Profumi
- ☐ Movimento
- ☐ Affaticamento degli occhi
- ☐ _____

Misure di soccorso

Farmaci	
Acqua	
Dormire	
Esercizio	
Altro	
Altro	

Note: _____

Libro di bordo dell'emicrania

Libro di bordo dell'emicrania

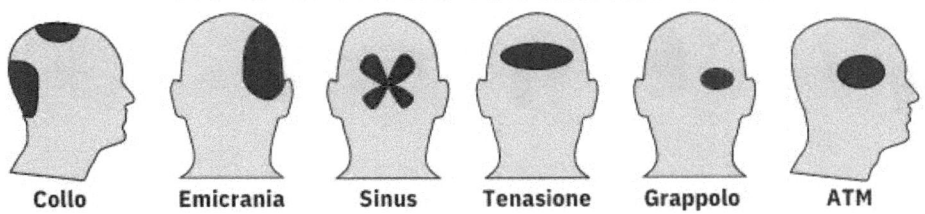

| Collo | Emicrania | Sinus | Tenasione | Grappolo | ATM |

DATA:_____ **TEMPO [ ]:**_____ _____

☀ ☁ 🌤 🌦 🌧 🌨 🌡_____
☐ ☐ ☐ ☐ ☐ ☐

Gravità del dolore

| 1 | 2 | 3 | 4 | 5 | 6 | 7 | 8 | 9 | 10 |

Grilletto

- ☐ Fame
- ☐ Luci luminose
- ☐ Caffè
- ☐ Stress al lavoro
- ☐ Stress a casa
- ☐ Pasti saltati
- ☐ Ansia

- ☐ L'insonnia
- ☐ Malattia
- ☐ Stanchezza
- ☐ Odori/ Profumi
- ☐ Movimento
- ☐ Affaticamento degli occhi
- ☐ _____

Misure di soccorso

Farmaci	
Acqua	
Dormire	
Esercizio	
Altro	
Altro	

Note: _____

Libro di bordo dell'emicrania

Libro di bordo dell'emicrania

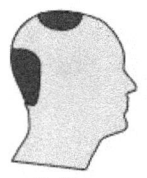 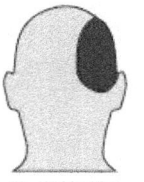 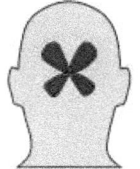 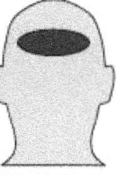 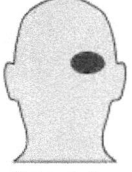 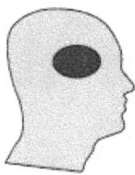

| Collo | Emicrania | Sinus | Tenasione | Grappolo | ATM |

DATA:_____   **TEMPO [ ]:**_____ _____

Gravità del dolore

1	2	3	4	5	6	7	8	9	10

Grilletto

- [ ] Fame
- [ ] Luci luminose
- [ ] Caffè
- [ ] Stress al lavoro
- [ ] Stress a casa
- [ ] Pasti saltati
- [ ] Ansia
- [ ] L'insonnia
- [ ] Malattia
- [ ] Stanchezza
- [ ] Odori/ Profumi
- [ ] Movimento
- [ ] Affaticamento degli occhi
- [ ] _____

Misure di soccorso

Farmaci	
Acqua	
Dormire	
Esercizio	
Altro	
Altro	

Note: _____

Libro di bordo dell'emicrania

Libro di bordo dell'emicrania

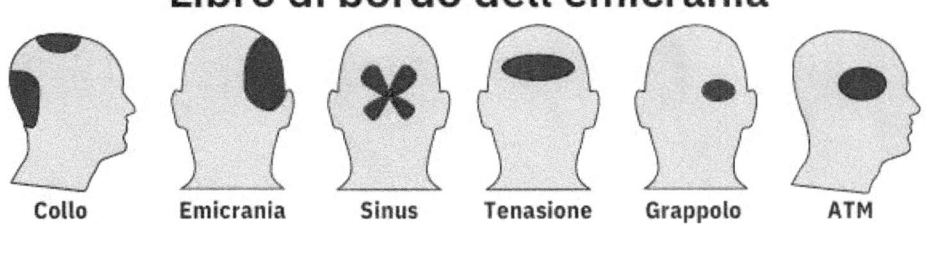

| Collo | Emicrania | Sinus | Tenasione | Grappolo | ATM |

DATA:_____ **TEMPO [ ]:**_____

☀ ☁ 🌤 🌧 🌧 🌨 🌡

☐ ☐ ☐ ☐ ☐ ☐

Gravità del dolore

1	2	3	4	5	6	7	8	9	10

Grilletto

- ☐ Fame
- ☐ Luci luminose
- ☐ Caffè
- ☐ Stress al lavoro
- ☐ Stress a casa
- ☐ Pasti saltati
- ☐ Ansia

- ☐ L'insonnia
- ☐ Malattia
- ☐ Stanchezza
- ☐ Odori/ Profumi
- ☐ Movimento
- ☐ Affaticamento degli occhi
- ☐ _____

Misure di soccorso

Farmaci	
Acqua	
Dormire	
Esercizio	
Altro	
Altro	

Note: _____

Libro di bordo dell'emicrania

Libro di bordo dell'emicrania

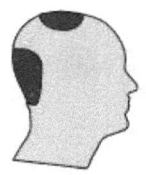 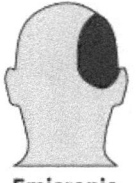 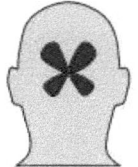 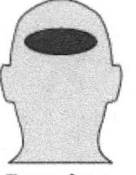 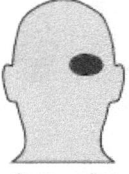 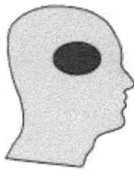

Collo — Emicrania — Sinus — Tenasione — Grappolo — ATM

DATA: _____   **TEMPO [ ]:** _____   _____

☀ ☐   ⛅ ☐   ☁ ☐   🌦 ☐   🌧 ☐   🌨 ☐   🌡 _____

Gravità del dolore

1	2	3	4	5	6	7	8	9	10

Grilletto

- ☐ Fame
- ☐ Luci luminose
- ☐ Caffè
- ☐ Stress al lavoro
- ☐ Stress a casa
- ☐ Pasti saltati
- ☐ Ansia

- ☐ L'insonnia
- ☐ Malattia
- ☐ Stanchezza
- ☐ Odori/ Profumi
- ☐ Movimento
- ☐ Affaticamento degli occhi
- ☐ _____

Misure di soccorso

Farmaci	
Acqua	
Dormire	
Esercizio	
Altro	
Altro	

Note: _____

Libro di bordo dell'emicrania

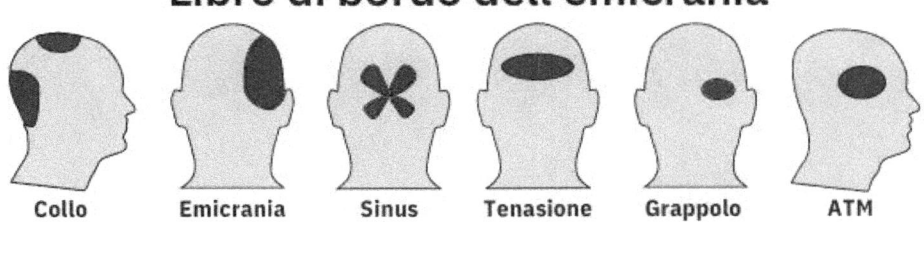

| Collo | Emicrania | Sinus | Tenasione | Grappolo | ATM |

DATA:_____   TEMPO [ ]:_____

☀ ☁ ⛅ 🌧 🌧 ❄ 🌡_____
☐ ☐ ☐ ☐ ☐ ☐

Gravità del dolore

| 1 | 2 | 3 | 4 | 5 | 6 | 7 | 8 | 9 | 10 |

Grilletto

- ☐ Fame
- ☐ Luci luminose
- ☐ Caffè
- ☐ Stress al lavoro
- ☐ Stress a casa
- ☐ Pasti saltati
- ☐ Ansia
- ☐ L'insonnia
- ☐ Malattia
- ☐ Stanchezza
- ☐ Odori/ Profumi
- ☐ Movimento
- ☐ Affaticamento degli occhi
- ☐ _____

Misure di soccorso

Farmaci	
Acqua	
Dormire	
Esercizio	
Altro	
Altro	

Note: _____

Libro di bordo dell'emicrania

Libro di bordo dell'emicrania

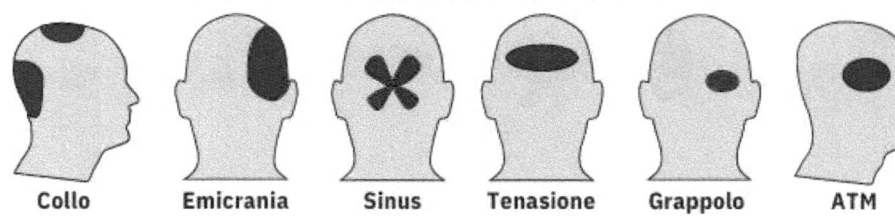

| Collo | Emicrania | Sinus | Tenasione | Grappolo | ATM |

DATA:_____ **TEMPO [ ]:**_____ _____

☀ ☁ ⛅ 🌧 🌧 🌨 🌡_____
☐ ☐ ☐ ☐ ☐ ☐

Gravità del dolore

| 1 | 2 | 3 | 4 | 5 | 6 | 7 | 8 | 9 | 10 |

Grilletto

- ☐ Fame
- ☐ Luci luminose
- ☐ Caffè
- ☐ Stress al lavoro
- ☐ Stress a casa
- ☐ Pasti saltati
- ☐ Ansia

- ☐ L'insonnia
- ☐ Malattia
- ☐ Stanchezza
- ☐ Odori/ Profumi
- ☐ Movimento
- ☐ Affaticamento degli occhi
- ☐ _____

Misure di soccorso

Farmaci	
Acqua	
Dormire	
Esercizio	
Altro	
Altro	

Note: _____

Libro di bordo dell'emicrania

Libro di bordo dell'emicrania

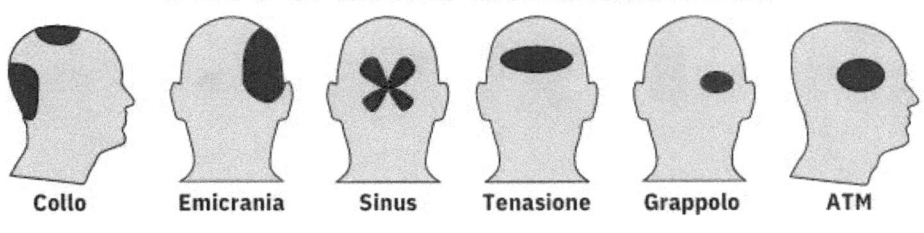

| Collo | Emicrania | Sinus | Tenasione | Grappolo | ATM |

DATA:_____   **TEMPO [ ]:**_____   _____

☀ ☁ 🌤 🌦 🌧 🌨 🌡

Gravità del dolore

| 1 | 2 | 3 | 4 | 5 | 6 | 7 | 8 | 9 | 10 |

Grilletto

- ☐ Fame
- ☐ Luci luminose
- ☐ Caffè
- ☐ Stress al lavoro
- ☐ Stress a casa
- ☐ Pasti saltati
- ☐ Ansia

- ☐ L'insonnia
- ☐ Malattia
- ☐ Stanchezza
- ☐ Odori/ Profumi
- ☐ Movimento
- ☐ Affaticamento degli occhi
- ☐ _____

Misure di soccorso

Farmaci	
Acqua	
Dormire	
Esercizio	
Altro	
Altro	

Note: _____

Libro di bordo dell'emicrania

Libro di bordo dell'emicrania

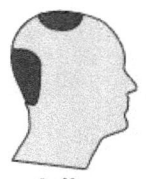 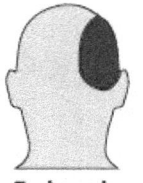 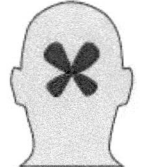 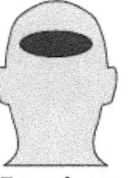 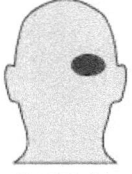 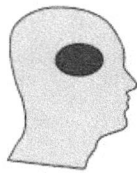

Collo — Emicrania — Sinus — Tenasione — Grappolo — ATM

DATA: _____ **TEMPO [ ]:** _____

Gravità del dolore

1	2	3	4	5	6	7	8	9	10

Grilletto

- ☐ Fame
- ☐ Luci luminose
- ☐ Caffè
- ☐ Stress al lavoro
- ☐ Stress a casa
- ☐ Pasti saltati
- ☐ Ansia

- ☐ L'insonnia
- ☐ Malattia
- ☐ Stanchezza
- ☐ Odori/ Profumi
- ☐ Movimento
- ☐ Affaticamento degli occhi
- ☐ _____

Misure di soccorso

Farmaci	
Acqua	
Dormire	
Esercizio	
Altro	
Altro	

Note: _____

Libro di bordo dell'emicrania

Libro di bordo dell'emicrania

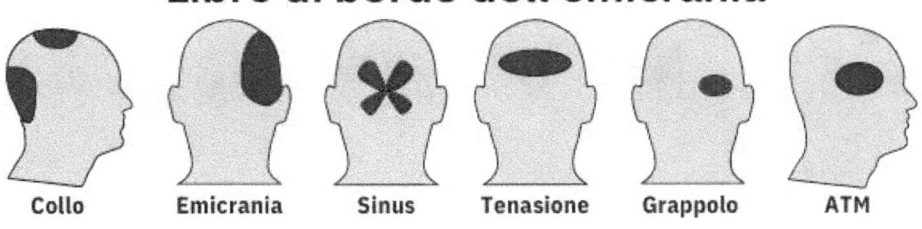

| Collo | Emicrania | Sinus | Tenasione | Grappolo | ATM |

DATA:_____   TEMPO [ ]:_____ _____

☀ ☐   ⛅ ☐   🌤 ☐   🌧 ☐   🌧 ☐   🌨 ☐   🌡_____

Gravità del dolore

| 1 | 2 | 3 | 4 | 5 | 6 | 7 | 8 | 9 | 10 |

Grilletto

- ☐ Fame
- ☐ Luci luminose
- ☐ Caffè
- ☐ Stress al lavoro
- ☐ Stress a casa
- ☐ Pasti saltati
- ☐ Ansia

- ☐ L'insonnia
- ☐ Malattia
- ☐ Stanchezza
- ☐ Odori/ Profumi
- ☐ Movimento
- ☐ Affaticamento degli occhi
- ☐ _____

Misure di soccorso

Farmaci	
Acqua	
Dormire	
Esercizio	
Altro	
Altro	

Note: _____

Libro di bordo dell'emicrania

Libro di bordo dell'emicrania

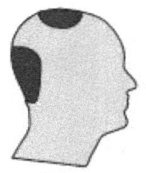 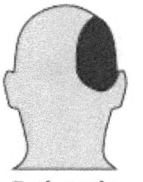 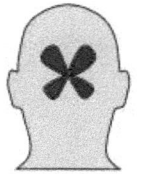 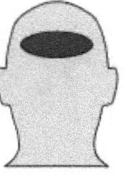 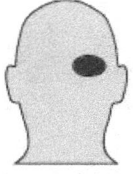 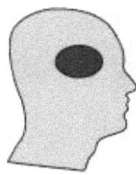

| Collo | Emicrania | Sinus | Tenasione | Grappolo | ATM |

DATA:_____ **TEMPO [ ]:**_____ _____

☀ ☁ ☁ 🌧 🌧 ❄ 🌡_____
☐ ☐ ☐ ☐ ☐ ☐

Gravità del dolore

1	2	3	4	5	6	7	8	9	10

Grilletto

- ☐ Fame
- ☐ Luci luminose
- ☐ Caffè
- ☐ Stress al lavoro
- ☐ Stress a casa
- ☐ Pasti saltati
- ☐ Ansia

- ☐ L'insonnia
- ☐ Malattia
- ☐ Stanchezza
- ☐ Odori/ Profumi
- ☐ Movimento
- ☐ Affaticamento degli occhi
- ☐ _____

Misure di soccorso

Farmaci	
Acqua	
Dormire	
Esercizio	
Altro	
Altro	

Note: _____

Libro di bordo dell'emicrania

Libro di bordo dell'emicrania

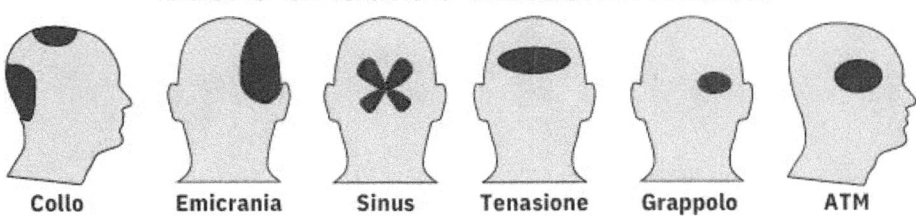

| Collo | Emicrania | Sinus | Tenasione | Grappolo | ATM |

DATA:_____ TEMPO [ ]:_____ _____

☀ ☁ ⛅ 🌧 🌧 ❄ 🌡_____
☐ ☐ ☐ ☐ ☐ ☐

Gravità del dolore

| 1 | 2 | 3 | 4 | 5 | 6 | 7 | 8 | 9 | 10 |

Grilletto

- ☐ Fame
- ☐ Luci luminose
- ☐ Caffè
- ☐ Stress al lavoro
- ☐ Stress a casa
- ☐ Pasti saltati
- ☐ Ansia

- ☐ L'insonnia
- ☐ Malattia
- ☐ Stanchezza
- ☐ Odori/ Profumi
- ☐ Movimento
- ☐ Affaticamento degli occhi
- ☐ _____

Misure di soccorso

Farmaci	
Acqua	
Dormire	
Esercizio	
Altro	
Altro	

Note: _____

Libro di bordo dell'emicrania

Libro di bordo dell'emicrania

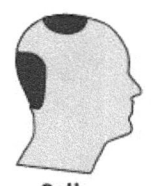 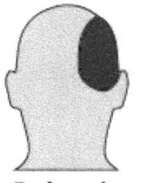 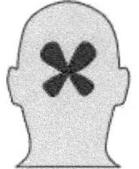 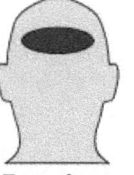 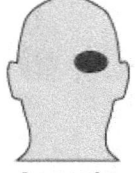 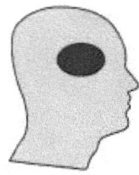

| Collo | Emicrania | Sinus | Tenasione | Grappolo | ATM |

DATA: _____ **TEMPO [ ]:** _____ _____

☀️ ☐   ⛅ ☐   🌥️ ☐   🌦️ ☐   🌧️ ☐   🌨️ ☐   🌡️ _____

Gravità del dolore

| 1 | 2 | 3 | 4 | 5 | 6 | 7 | 8 | 9 | 10 |

Grilletto

- ☐ Fame
- ☐ Luci luminose
- ☐ Caffè
- ☐ Stress al lavoro
- ☐ Stress a casa
- ☐ Pasti saltati
- ☐ Ansia

- ☐ L'insonnia
- ☐ Malattia
- ☐ Stanchezza
- ☐ Odori/ Profumi
- ☐ Movimento
- ☐ Affaticamento degli occhi
- ☐ _____

Misure di soccorso

Farmaci	
Acqua	
Dormire	
Esercizio	
Altro	
Altro	

Note: _____

Libro di bordo dell'emicrania

Libro di bordo dell'emicrania

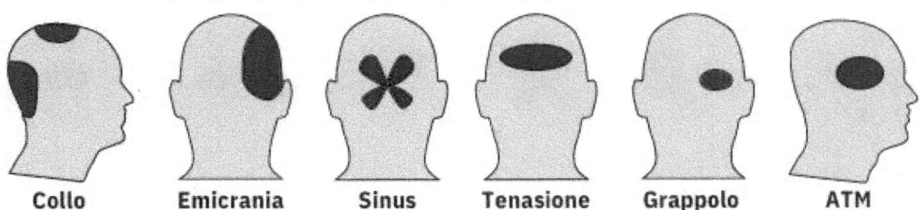

| Collo | Emicrania | Sinus | Tenasione | Grappolo | ATM |

DATA: _____ **TEMPO [ ]:** _____ _____

☀ ☁ 🌤 🌧 🌧 ❄ 🌡
☐ ☐ ☐ ☐ ☐ ☐

Gravità del dolore

1	2	3	4	5	6	7	8	9	10

Grilletto

- ☐ Fame
- ☐ Luci luminose
- ☐ Caffè
- ☐ Stress al lavoro
- ☐ Stress a casa
- ☐ Pasti saltati
- ☐ Ansia

- ☐ L'insonnia
- ☐ Malattia
- ☐ Stanchezza
- ☐ Odori/ Profumi
- ☐ Movimento
- ☐ Affaticamento degli occhi
- ☐ _____

Misure di soccorso

Farmaci	
Acqua	
Dormire	
Esercizio	
Altro	
Altro	

Note: _____

Libro di bordo dell'emicrania

Libro di bordo dell'emicrania

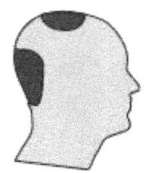 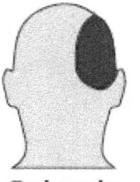 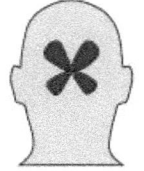 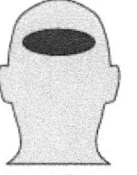 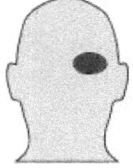 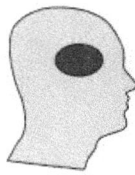

Collo   Emicrania   Sinus   Tenasione   Grappolo   ATM

DATA:_____   **TEMPO [ ]:**_____

Gravità del dolore

1	2	3	4	5	6	7	8	9	10

Grilletto

- ☐ Fame
- ☐ Luci luminose
- ☐ Caffè
- ☐ Stress al lavoro
- ☐ Stress a casa
- ☐ Pasti saltati
- ☐ Ansia
- ☐ L'insonnia
- ☐ Malattia
- ☐ Stanchezza
- ☐ Odori/ Profumi
- ☐ Movimento
- ☐ Affaticamento degli occhi
- ☐ _____

Misure di soccorso

Farmaci	
Acqua	
Dormire	
Esercizio	
Altro	
Altro	

Note: _____

Libro di bordo dell'emicrania

Libro di bordo dell'emicrania

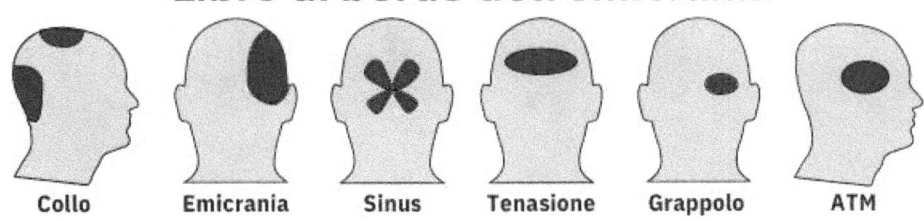

| Collo | Emicrania | Sinus | Tenasione | Grappolo | ATM |

DATA:_____ TEMPO [ ]:_____ _____

☀ ☁ ⛅ 🌦 🌧 🌨 🌡
☐ ☐ ☐ ☐ ☐ ☐

Gravità del dolore

| 1 | 2 | 3 | 4 | 5 | 6 | 7 | 8 | 9 | 10 |

Grilletto

- ☐ Fame
- ☐ Luci luminose
- ☐ Caffè
- ☐ Stress al lavoro
- ☐ Stress a casa
- ☐ Pasti saltati
- ☐ Ansia

- ☐ L'insonnia
- ☐ Malattia
- ☐ Stanchezza
- ☐ Odori/ Profumi
- ☐ Movimento
- ☐ Affaticamento degli occhi
- ☐ _____

Misure di soccorso

Farmaci	
Acqua	
Dormire	
Esercizio	
Altro	
Altro	

Note: _____

Libro di bordo dell'emicrania

Libro di bordo dell'emicrania

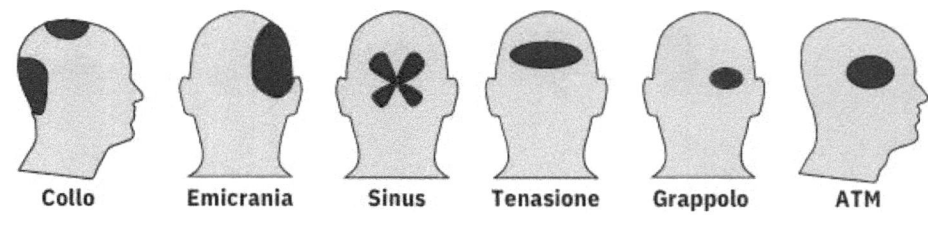

| Collo | Emicrania | Sinus | Tenasione | Grappolo | ATM |

DATA:_____ **TEMPO [ ]:**_____ _____

☀ ☐ ⛅ ☐ 🌥 ☐ 🌦 ☐ 🌧 ☐ 🌨 ☐   🌡_____

Gravità del dolore

| 1 | 2 | 3 | 4 | 5 | 6 | 7 | 8 | 9 | 10 |

Grilletto

- ☐ Fame
- ☐ Luci luminose
- ☐ Caffè
- ☐ Stress al lavoro
- ☐ Stress a casa
- ☐ Pasti saltati
- ☐ Ansia

- ☐ L'insonnia
- ☐ Malattia
- ☐ Stanchezza
- ☐ Odori/ Profumi
- ☐ Movimento
- ☐ Affaticamento degli occhi
- ☐ _____

Misure di soccorso

Farmaci	
Acqua	
Dormire	
Esercizio	
Altro	
Altro	

Note: _____

Libro di bordo dell'emicrania

Libro di bordo dell'emicrania

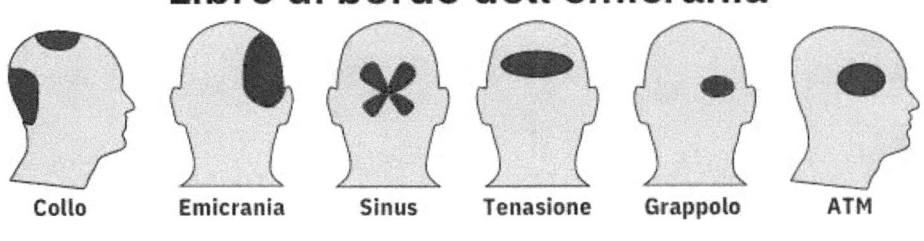

| Collo | Emicrania | Sinus | Tenasione | Grappolo | ATM |

DATA:_____ **TEMPO [ ]:**_____

☀ ☁ 🌤 🌧 🌧 🌨 🌡_____
☐ ☐ ☐ ☐ ☐ ☐

Gravità del dolore

| 1 | 2 | 3 | 4 | 5 | 6 | 7 | 8 | 9 | 10 |

Grilletto

- ☐ Fame
- ☐ Luci luminose
- ☐ Caffè
- ☐ Stress al lavoro
- ☐ Stress a casa
- ☐ Pasti saltati
- ☐ Ansia

- ☐ L'insonnia
- ☐ Malattia
- ☐ Stanchezza
- ☐ Odori/ Profumi
- ☐ Movimento
- ☐ Affaticamento degli occhi
- ☐ _____

Misure di soccorso

Farmaci	
Acqua	
Dormire	
Esercizio	
Altro	
Altro	

Note: _____

Libro di bordo dell'emicrania

Libro di bordo dell'emicrania

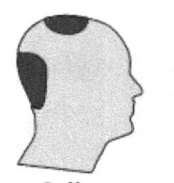 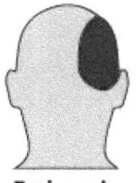 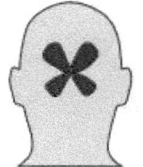 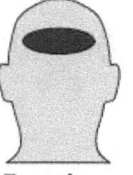 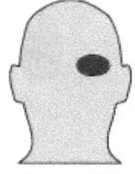 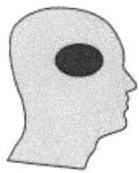

| Collo | Emicrania | Sinus | Tenasione | Grappolo | ATM |

DATA:_____   **TEMPO [ ]:**_____ _____

☀ ☐   ⛅ ☐   🌥 ☐   🌧 ☐   🌧 ☐   🌨 ☐   🌡 _____

Gravità del dolore

1	2	3	4	5	6	7	8	9	10

Grilletto

- ☐ Fame
- ☐ Luci luminose
- ☐ Caffè
- ☐ Stress al lavoro
- ☐ Stress a casa
- ☐ Pasti saltati
- ☐ Ansia

- ☐ L'insonnia
- ☐ Malattia
- ☐ Stanchezza
- ☐ Odori/ Profumi
- ☐ Movimento
- ☐ Affaticamento degli occhi
- ☐ _____

Misure di soccorso

Farmaci	
Acqua	
Dormire	
Esercizio	
Altro	
Altro	

Note: _____

Libro di bordo dell'emicrania

Libro di bordo dell'emicrania

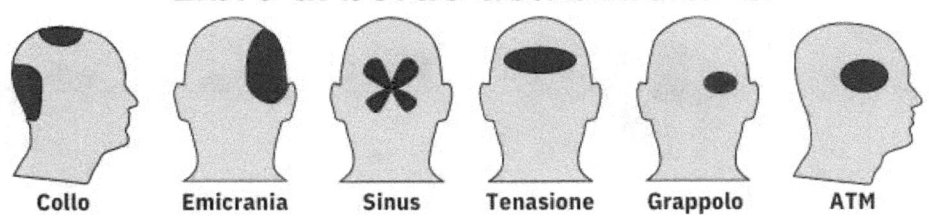

| Collo | Emicrania | Sinus | Tenasione | Grappolo | ATM |

DATA:_____ TEMPO [ ]:_____

☀ ☐   ⛅ ☐   🌤 ☐   🌦 ☐   🌧 ☐   🌨 ☐   🌡 _____

Gravità del dolore

| 1 | 2 | 3 | 4 | 5 | 6 | 7 | 8 | 9 | 10 |

Grilletto

- ☐ Fame
- ☐ Luci luminose
- ☐ Caffè
- ☐ Stress al lavoro
- ☐ Stress a casa
- ☐ Pasti saltati
- ☐ Ansia

- ☐ L'insonnia
- ☐ Malattia
- ☐ Stanchezza
- ☐ Odori/ Profumi
- ☐ Movimento
- ☐ Affaticamento degli occhi
- ☐ _____

Misure di soccorso

Farmaci	
Acqua	
Dormire	
Esercizio	
Altro	
Altro	

Note: _____

Libro di bordo dell'emicrania

Libro di bordo dell'emicrania

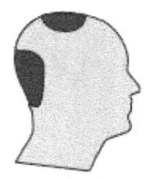	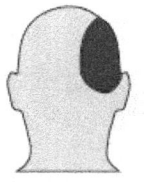	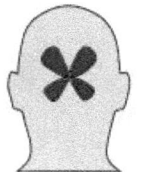	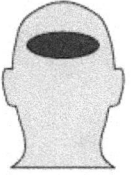	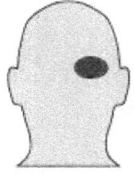	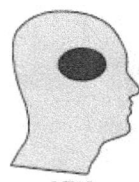
Collo	Emicrania	Sinus	Tenasione	Grappolo	ATM

DATA:_____ **TEMPO [ ]:**_____ _____

☀ ☐   ⛅ ☐   🌥 ☐   🌦 ☐   🌧 ☐   🌨 ☐   🌡_____

Gravità del dolore

1	2	3	4	5	6	7	8	9	10

Grilletto

- ☐ Fame
- ☐ Luci luminose
- ☐ Caffè
- ☐ Stress al lavoro
- ☐ Stress a casa
- ☐ Pasti saltati
- ☐ Ansia

- ☐ L'insonnia
- ☐ Malattia
- ☐ Stanchezza
- ☐ Odori/ Profumi
- ☐ Movimento
- ☐ Affaticamento degli occhi
- ☐ _____

Misure di soccorso

Farmaci	
Acqua	
Dormire	
Esercizio	
Altro	
Altro	

Note: _____

Libro di bordo dell'emicrania

Libro di bordo dell'emicrania

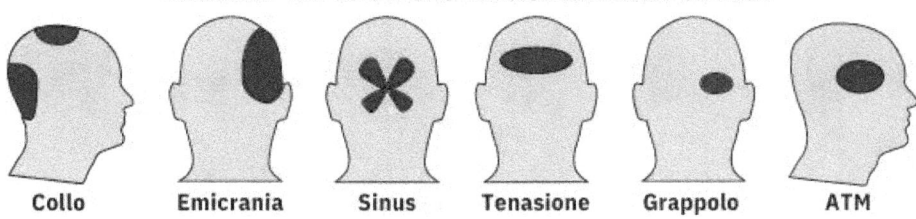

| Collo | Emicrania | Sinus | Tenasione | Grappolo | ATM |

DATA: _____   **TEMPO [ ]:** _____   _____

☀ ☐   ⛅ ☐   🌦 ☐   🌧 ☐   🌧 ☐   🌨 ☐   🌡 _____

Gravità del dolore

1	2	3	4	5	6	7	8	9	10

Grilletto

- ☐ Fame
- ☐ Luci luminose
- ☐ Caffè
- ☐ Stress al lavoro
- ☐ Stress a casa
- ☐ Pasti saltati
- ☐ Ansia

- ☐ L'insonnia
- ☐ Malattia
- ☐ Stanchezza
- ☐ Odori/ Profumi
- ☐ Movimento
- ☐ Affaticamento degli occhi
- ☐ _____

Misure di soccorso

Farmaci	
Acqua	
Dormire	
Esercizio	
Altro	
Altro	

Note: _____

Libro di bordo dell'emicrania

Libro di bordo dell'emicrania

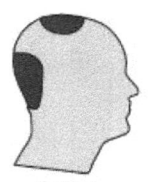	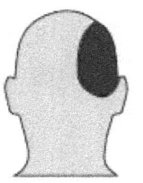	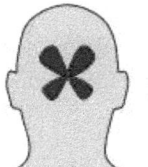	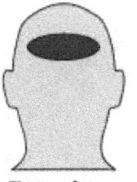	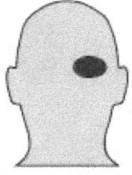	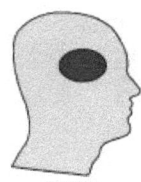
Collo	Emicrania	Sinus	Tenasione	Grappolo	ATM

DATA:_____ TEMPO [ ]:_____ _____

☀ ☐   ⛅ ☐   🌤 ☐   🌧 ☐   🌧 ☐   ❄ ☐   🌡_____

Gravità del dolore

1	2	3	4	5	6	7	8	9	10

Grilletto

- ☐ Fame
- ☐ Luci luminose
- ☐ Caffè
- ☐ Stress al lavoro
- ☐ Stress a casa
- ☐ Pasti saltati
- ☐ Ansia
- ☐ L'insonnia
- ☐ Malattia
- ☐ Stanchezza
- ☐ Odori/ Profumi
- ☐ Movimento
- ☐ Affaticamento degli occhi
- ☐ _____

Misure di soccorso

Farmaci	
Acqua	
Dormire	
Esercizio	
Altro	
Altro	

Note: _____

Libro di bordo dell'emicrania

Libro di bordo dell'emicrania

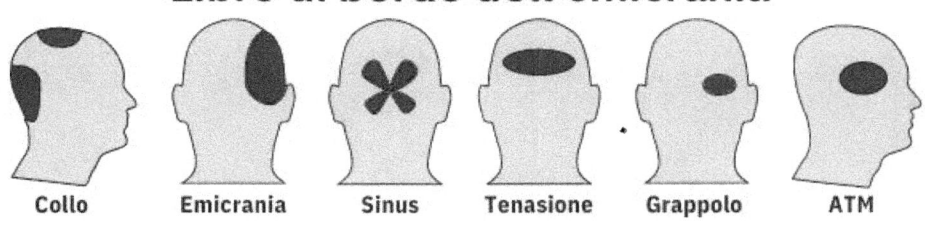

| Collo | Emicrania | Sinus | Tenasione | Grappolo | ATM |

DATA:_____ **TEMPO [ ]:**_____ _____

☀ ☁ ⛅ 🌧 🌧 🌨 🌡_____

Gravità del dolore

1	2	3	4	5	6	7	8	9	10

Grilletto

- ☐ Fame
- ☐ Luci luminose
- ☐ Caffè
- ☐ Stress al lavoro
- ☐ Stress a casa
- ☐ Pasti saltati
- ☐ Ansia

- ☐ L'insonnia
- ☐ Malattia
- ☐ Stanchezza
- ☐ Odori/ Profumi
- ☐ Movimento
- ☐ Affaticamento degli occhi
- ☐ _____

Misure di soccorso

Farmaci	
Acqua	
Dormire	
Esercizio	
Altro	
Altro	

Note: _____

Libro di bordo dell'emicrania

Libro di bordo dell'emicrania

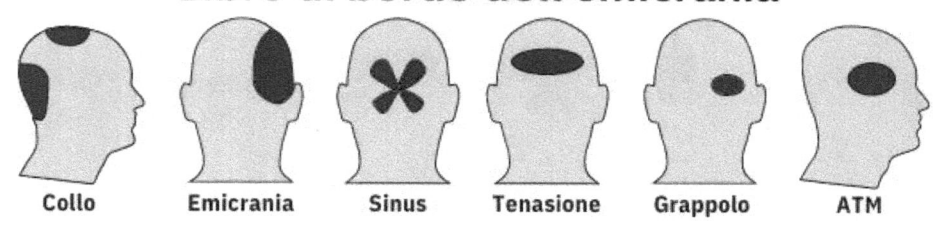

| Collo | Emicrania | Sinus | Tenasione | Grappolo | ATM |

DATA:_____ TEMPO [ ]:_____ _____

☀ ☁ ⛅ 🌦 🌧 🌨 🌡
☐ ☐ ☐ ☐ ☐ ☐

Gravità del dolore

| 1 | 2 | 3 | 4 | 5 | 6 | 7 | 8 | 9 | 10 |

Grilletto

- ☐ Fame
- ☐ Luci luminose
- ☐ Caffè
- ☐ Stress al lavoro
- ☐ Stress a casa
- ☐ Pasti saltati
- ☐ Ansia

- ☐ L'insonnia
- ☐ Malattia
- ☐ Stanchezza
- ☐ Odori/ Profumi
- ☐ Movimento
- ☐ Affaticamento degli occhi
- ☐ _____

Misure di soccorso

Farmaci	
Acqua	
Dormire	
Esercizio	
Altro	
Altro	

Note: _____

Libro di bordo dell'emicrania

Libro di bordo dell'emicrania

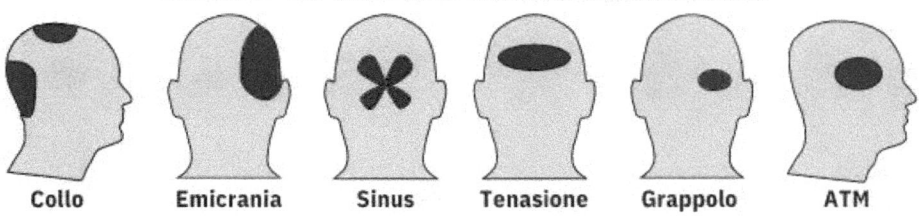

| Collo | Emicrania | Sinus | Tenasione | Grappolo | ATM |

DATA:_____   **TEMPO [ ]:**_____   _____

☀ ☐   ⛅ ☐   🌥 ☐   🌧 ☐   🌧 ☐   🌨 ☐   🌡_____

Gravità del dolore

1	2	3	4	5	6	7	8	9	10

Grilletto

- ☐ Fame
- ☐ Luci luminose
- ☐ Caffè
- ☐ Stress al lavoro
- ☐ Stress a casa
- ☐ Pasti saltati
- ☐ Ansia

- ☐ L'insonnia
- ☐ Malattia
- ☐ Stanchezza
- ☐ Odori/ Profumi
- ☐ Movimento
- ☐ Affaticamento degli occhi
- ☐ _____

Misure di soccorso

Farmaci	
Acqua	
Dormire	
Esercizio	
Altro	
Altro	

Note: _____

Libro di bordo dell'emicrania

Libro di bordo dell'emicrania

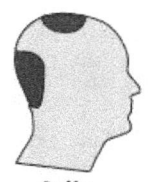	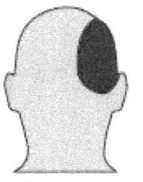	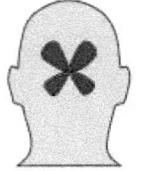	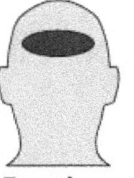	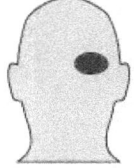	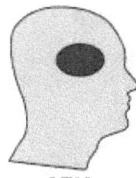
Collo	Emicrania	Sinus	Tenasione	Grappolo	ATM

DATA:_____ **TEMPO [ ]:**_____

☀ ☁ ⛅ 🌧 🌧 ❄ 🌡_____

Gravità del dolore

1	2	3	4	5	6	7	8	9	10

Grilletto

- ☐ Fame
- ☐ Luci luminose
- ☐ Caffè
- ☐ Stress al lavoro
- ☐ Stress a casa
- ☐ Pasti saltati
- ☐ Ansia
- ☐ L'insonnia
- ☐ Malattia
- ☐ Stanchezza
- ☐ Odori/ Profumi
- ☐ Movimento
- ☐ Affaticamento degli occhi
- ☐ _____

Misure di soccorso

Farmaci	
Acqua	
Dormire	
Esercizio	
Altro	
Altro	

Note:_____

Libro di bordo dell'emicrania

Libro di bordo dell'emicrania

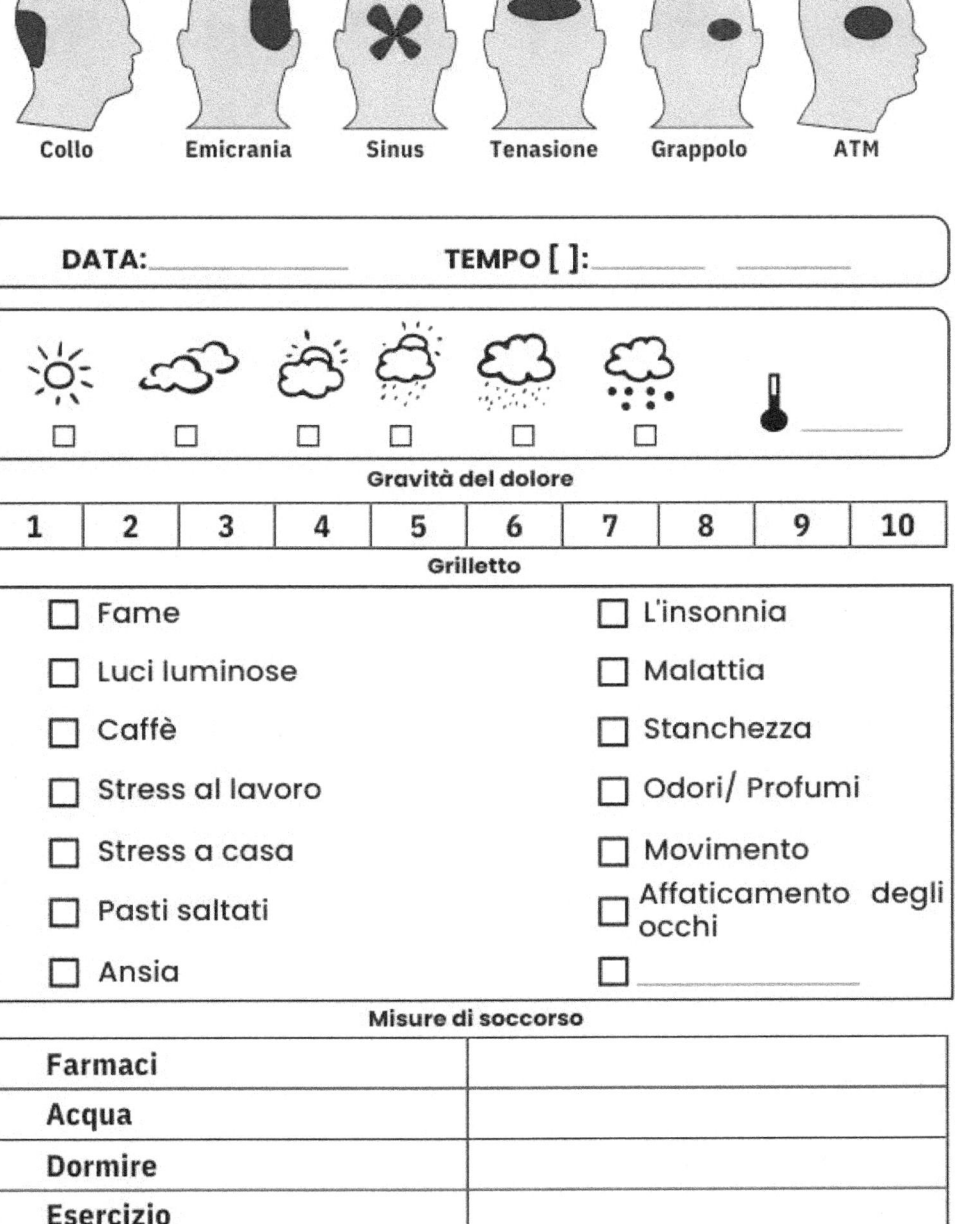

| Collo | Emicrania | Sinus | Tenasione | Grappolo | ATM |

DATA:_____   TEMPO [ ]:_____

☀ ☁ 🌦 🌧 🌧 ❄ 🌡
☐ ☐ ☐ ☐ ☐ ☐

Gravità del dolore

| 1 | 2 | 3 | 4 | 5 | 6 | 7 | 8 | 9 | 10 |

Grilletto

- ☐ Fame
- ☐ Luci luminose
- ☐ Caffè
- ☐ Stress al lavoro
- ☐ Stress a casa
- ☐ Pasti saltati
- ☐ Ansia

- ☐ L'insonnia
- ☐ Malattia
- ☐ Stanchezza
- ☐ Odori/ Profumi
- ☐ Movimento
- ☐ Affaticamento degli occhi
- ☐ _____

Misure di soccorso

Farmaci	
Acqua	
Dormire	
Esercizio	
Altro	
Altro	

Note: _____

Libro di bordo dell'emicrania

Libro di bordo dell'emicrania

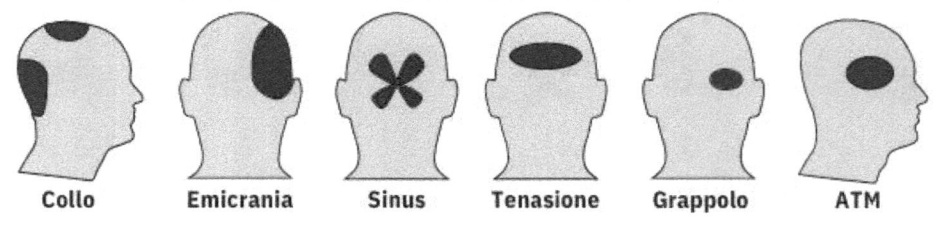

| Collo | Emicrania | Sinus | Tenasione | Grappolo | ATM |

DATA: _____ **TEMPO [ ]:** _____ _____

☀ ☐ ⛅ ☐ 🌥 ☐ 🌧 ☐ 🌧 ☐ 🌨 ☐   🌡 _____

Gravità del dolore

| 1 | 2 | 3 | 4 | 5 | 6 | 7 | 8 | 9 | 10 |

Grilletto

- ☐ Fame
- ☐ Luci luminose
- ☐ Caffè
- ☐ Stress al lavoro
- ☐ Stress a casa
- ☐ Pasti saltati
- ☐ Ansia

- ☐ L'insonnia
- ☐ Malattia
- ☐ Stanchezza
- ☐ Odori/ Profumi
- ☐ Movimento
- ☐ Affaticamento degli occhi
- ☐ _____

Misure di soccorso

Farmaci	
Acqua	
Dormire	
Esercizio	
Altro	
Altro	

Note: _____

Libro di bordo dell'emicrania

Libro di bordo dell'emicrania

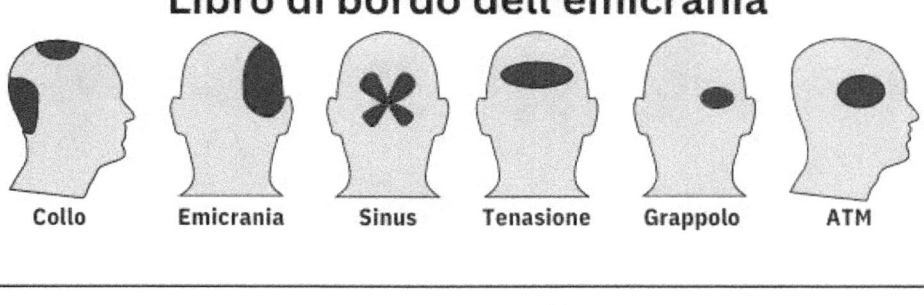

| Collo | Emicrania | Sinus | Tenasione | Grappolo | ATM |

DATA:_____ **TEMPO [ ]:**_____

☀ ☁ ⛅ 🌧 🌧 🌨 🌡___
☐ ☐ ☐ ☐ ☐ ☐

Gravità del dolore

| 1 | 2 | 3 | 4 | 5 | 6 | 7 | 8 | 9 | 10 |

Grilletto

- ☐ Fame
- ☐ Luci luminose
- ☐ Caffè
- ☐ Stress al lavoro
- ☐ Stress a casa
- ☐ Pasti saltati
- ☐ Ansia

- ☐ L'insonnia
- ☐ Malattia
- ☐ Stanchezza
- ☐ Odori/ Profumi
- ☐ Movimento
- ☐ Affaticamento degli occhi
- ☐ _____

Misure di soccorso

Farmaci	
Acqua	
Dormire	
Esercizio	
Altro	
Altro	

Note: _____

Libro di bordo dell'emicrania

Libro di bordo dell'emicrania

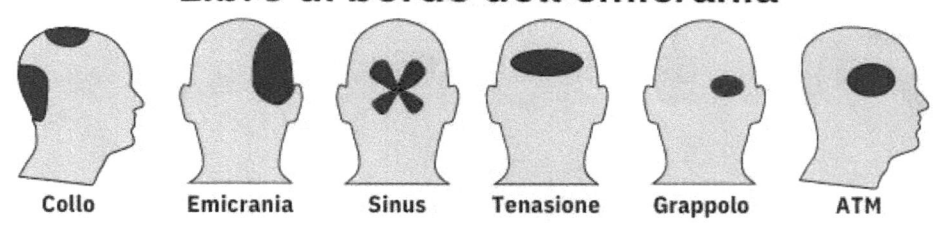

| Collo | Emicrania | Sinus | Tenasione | Grappolo | ATM |

DATA:_____   TEMPO [ ]:_____

☀ ☁ ⛅ 🌧 🌧 ❄ 🌡_____
☐ ☐ ☐ ☐ ☐ ☐

Gravità del dolore

| 1 | 2 | 3 | 4 | 5 | 6 | 7 | 8 | 9 | 10 |

Grilletto

- ☐ Fame
- ☐ Luci luminose
- ☐ Caffè
- ☐ Stress al lavoro
- ☐ Stress a casa
- ☐ Pasti saltati
- ☐ Ansia

- ☐ L'insonnia
- ☐ Malattia
- ☐ Stanchezza
- ☐ Odori/ Profumi
- ☐ Movimento
- ☐ Affaticamento degli occhi
- ☐ _____

Misure di soccorso

Farmaci	
Acqua	
Dormire	
Esercizio	
Altro	
Altro	

Note: _____

Libro di bordo dell'emicrania

Libro di bordo dell'emicrania

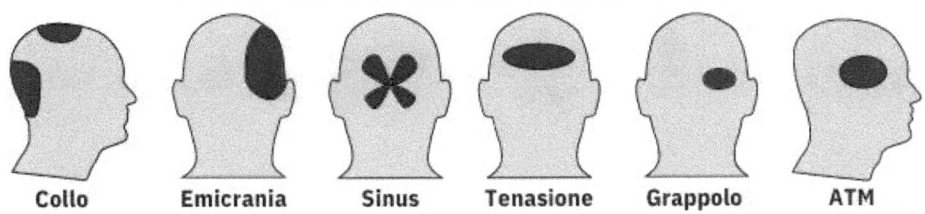

| Collo | Emicrania | Sinus | Tenasione | Grappolo | ATM |

DATA: _____   **TEMPO [ ]:** _____

☀ ☁ 🌤 🌧 🌧 ❄ 🌡 _____

Gravità del dolore

| 1 | 2 | 3 | 4 | 5 | 6 | 7 | 8 | 9 | 10 |

Grilletto

- ☐ Fame
- ☐ Luci luminose
- ☐ Caffè
- ☐ Stress al lavoro
- ☐ Stress a casa
- ☐ Pasti saltati
- ☐ Ansia

- ☐ L'insonnia
- ☐ Malattia
- ☐ Stanchezza
- ☐ Odori/ Profumi
- ☐ Movimento
- ☐ Affaticamento degli occhi
- ☐ _____

Misure di soccorso

Farmaci	
Acqua	
Dormire	
Esercizio	
Altro	
Altro	

Note: _____

Libro di bordo dell'emicrania

Libro di bordo dell'emicrania

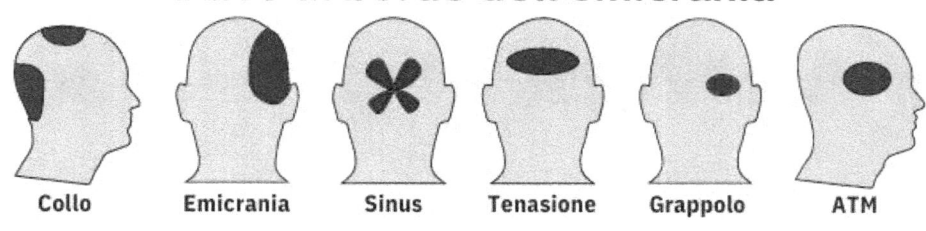

| Collo | Emicrania | Sinus | Tenasione | Grappolo | ATM |

DATA:_____ **TEMPO [ ]:**_____ _____

☀ ☐ ⛅ ☐ 🌥 ☐ 🌦 ☐ 🌧 ☐ 🌨 ☐ 🌡

Gravità del dolore

| 1 | 2 | 3 | 4 | 5 | 6 | 7 | 8 | 9 | 10 |

Grilletto

- ☐ Fame
- ☐ Luci luminose
- ☐ Caffè
- ☐ Stress al lavoro
- ☐ Stress a casa
- ☐ Pasti saltati
- ☐ Ansia
- ☐ L'insonnia
- ☐ Malattia
- ☐ Stanchezza
- ☐ Odori/ Profumi
- ☐ Movimento
- ☐ Affaticamento degli occhi
- ☐ _____

Misure di soccorso

Farmaci	
Acqua	
Dormire	
Esercizio	
Altro	
Altro	

Note: _____

Libro di bordo dell'emicrania

Libro di bordo dell'emicrania

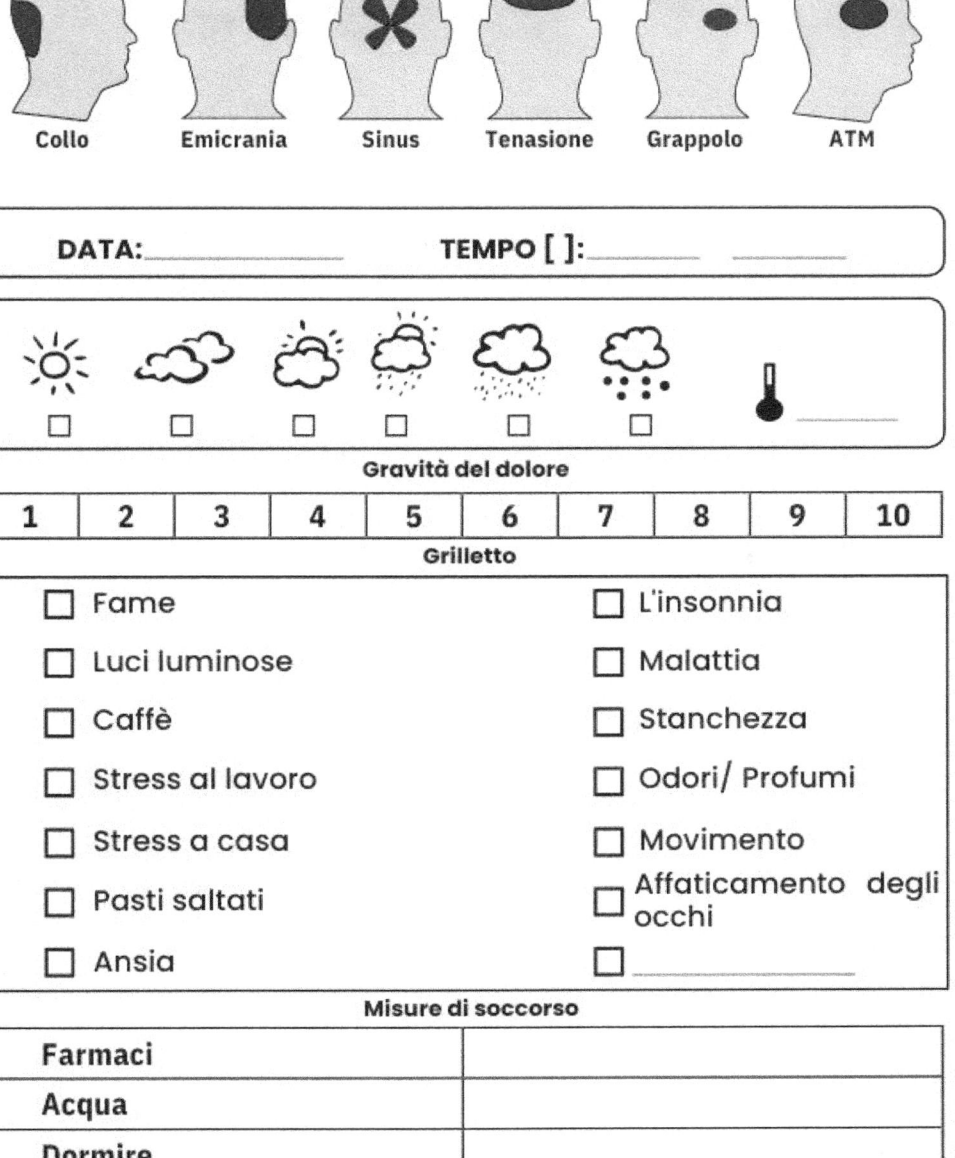

| Collo | Emicrania | Sinus | Tenasione | Grappolo | ATM |

DATA:_____ TEMPO [ ]:_____

Gravità del dolore

| 1 | 2 | 3 | 4 | 5 | 6 | 7 | 8 | 9 | 10 |

Grilletto

- ☐ Fame
- ☐ Luci luminose
- ☐ Caffè
- ☐ Stress al lavoro
- ☐ Stress a casa
- ☐ Pasti saltati
- ☐ Ansia
- ☐ L'insonnia
- ☐ Malattia
- ☐ Stanchezza
- ☐ Odori/ Profumi
- ☐ Movimento
- ☐ Affaticamento degli occhi
- ☐ _____

Misure di soccorso

Farmaci	
Acqua	
Dormire	
Esercizio	
Altro	
Altro	

Note: _____

Libro di bordo dell'emicrania

Libro di bordo dell'emicrania

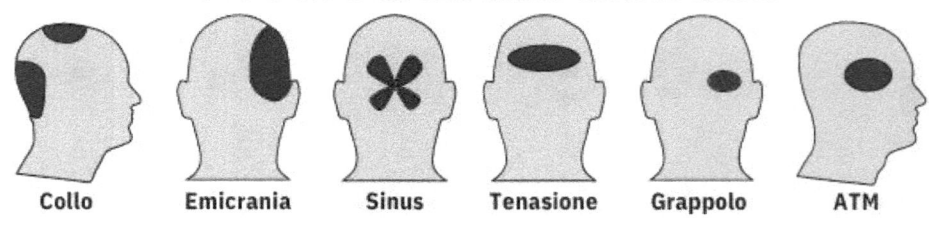

| Collo | Emicrania | Sinus | Tenasione | Grappolo | ATM |

DATA: _____ **TEMPO [ ]:** _____ _____

☀ ☐   ⛅ ☐   🌥 ☐   🌦 ☐   🌧 ☐   🌨 ☐   🌡

Gravità del dolore

| 1 | 2 | 3 | 4 | 5 | 6 | 7 | 8 | 9 | 10 |

Grilletto

- ☐ Fame
- ☐ Luci luminose
- ☐ Caffè
- ☐ Stress al lavoro
- ☐ Stress a casa
- ☐ Pasti saltati
- ☐ Ansia

- ☐ L'insonnia
- ☐ Malattia
- ☐ Stanchezza
- ☐ Odori/ Profumi
- ☐ Movimento
- ☐ Affaticamento degli occhi
- ☐ _____

Misure di soccorso

Farmaci	
Acqua	
Dormire	
Esercizio	
Altro	
Altro	

Note: _____

Libro di bordo dell'emicrania

Libro di bordo dell'emicrania

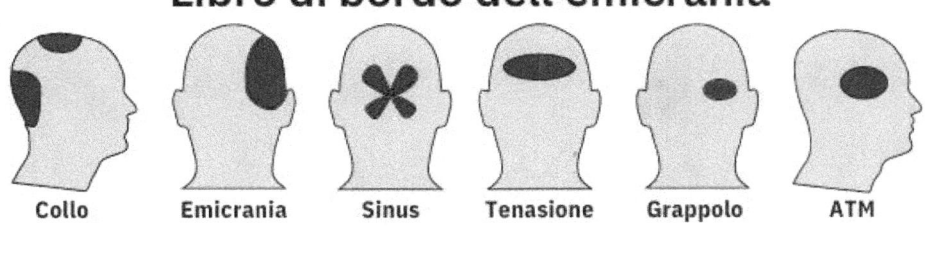

| Collo | Emicrania | Sinus | Tenasione | Grappolo | ATM |

DATA:_____ **TEMPO [ ]:**_____

☀ ☁ ⛅ 🌧 🌧 ❄ 🌡_____

□ □ □ □ □ □

Gravità del dolore

1	2	3	4	5	6	7	8	9	10

Grilletto

- □ Fame
- □ Luci luminose
- □ Caffè
- □ Stress al lavoro
- □ Stress a casa
- □ Pasti saltati
- □ Ansia

- □ L'insonnia
- □ Malattia
- □ Stanchezza
- □ Odori/ Profumi
- □ Movimento
- □ Affaticamento degli occhi
- □ _____

Misure di soccorso

Farmaci	
Acqua	
Dormire	
Esercizio	
Altro	
Altro	

Note: _____

Libro di bordo dell'emicrania

Libro di bordo dell'emicrania

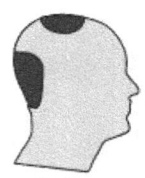 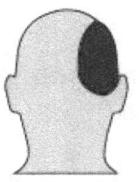 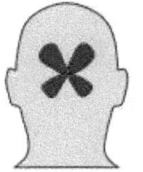 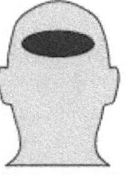 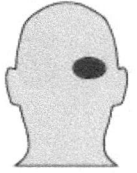 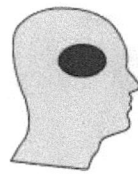

| Collo | Emicrania | Sinus | Tenasione | Grappolo | ATM |

DATA:_____   **TEMPO [ ]:**_____ _____

☀ ☐   ☁ ☐   ⛅ ☐   🌦 ☐   🌧 ☐   🌨 ☐   🌡_____

Gravità del dolore

1	2	3	4	5	6	7	8	9	10

Grilletto

- ☐ Fame
- ☐ Luci luminose
- ☐ Caffè
- ☐ Stress al lavoro
- ☐ Stress a casa
- ☐ Pasti saltati
- ☐ Ansia

- ☐ L'insonnia
- ☐ Malattia
- ☐ Stanchezza
- ☐ Odori/ Profumi
- ☐ Movimento
- ☐ Affaticamento degli occhi
- ☐ _____

Misure di soccorso

Farmaci	
Acqua	
Dormire	
Esercizio	
Altro	
Altro	

Note: _____

Libro di bordo dell'emicrania

Libro di bordo dell'emicrania

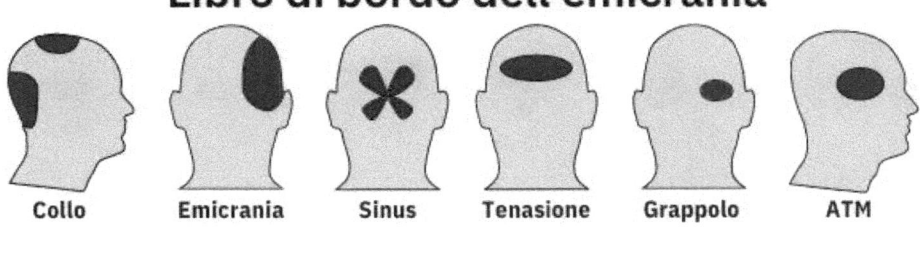

| Collo | Emicrania | Sinus | Tenasione | Grappolo | ATM |

DATA:_____ TEMPO [ ]:_____

☀ ☁ 🌤 🌧 🌧 ❄ 🌡_____

Gravità del dolore

| 1 | 2 | 3 | 4 | 5 | 6 | 7 | 8 | 9 | 10 |

Grilletto

- ☐ Fame
- ☐ Luci luminose
- ☐ Caffè
- ☐ Stress al lavoro
- ☐ Stress a casa
- ☐ Pasti saltati
- ☐ Ansia

- ☐ L'insonnia
- ☐ Malattia
- ☐ Stanchezza
- ☐ Odori/ Profumi
- ☐ Movimento
- ☐ Affaticamento degli occhi
- ☐ _____

Misure di soccorso

Farmaci	
Acqua	
Dormire	
Esercizio	
Altro	
Altro	

Note: _____

Libro di bordo dell'emicrania

Libro di bordo dell'emicrania

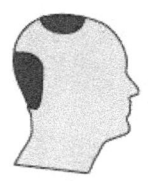 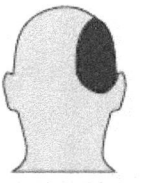 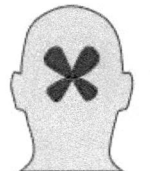 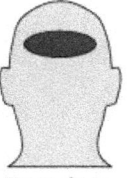 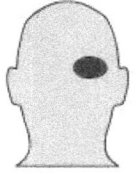 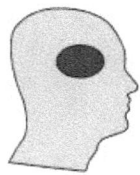

| Collo | Emicrania | Sinus | Tenasione | Grappolo | ATM |

DATA:_____ **TEMPO [ ]:**_____ _____

☀ ☁ ⛅ 🌧 🌧 ❄ 🌡_____
☐ ☐ ☐ ☐ ☐ ☐

Gravità del dolore

1	2	3	4	5	6	7	8	9	10

Grilletto

- ☐ Fame
- ☐ Luci luminose
- ☐ Caffè
- ☐ Stress al lavoro
- ☐ Stress a casa
- ☐ Pasti saltati
- ☐ Ansia

- ☐ L'insonnia
- ☐ Malattia
- ☐ Stanchezza
- ☐ Odori/ Profumi
- ☐ Movimento
- ☐ Affaticamento degli occhi
- ☐ _____

Misure di soccorso

Farmaci	
Acqua	
Dormire	
Esercizio	
Altro	
Altro	

Note: _____

Libro di bordo dell'emicrania

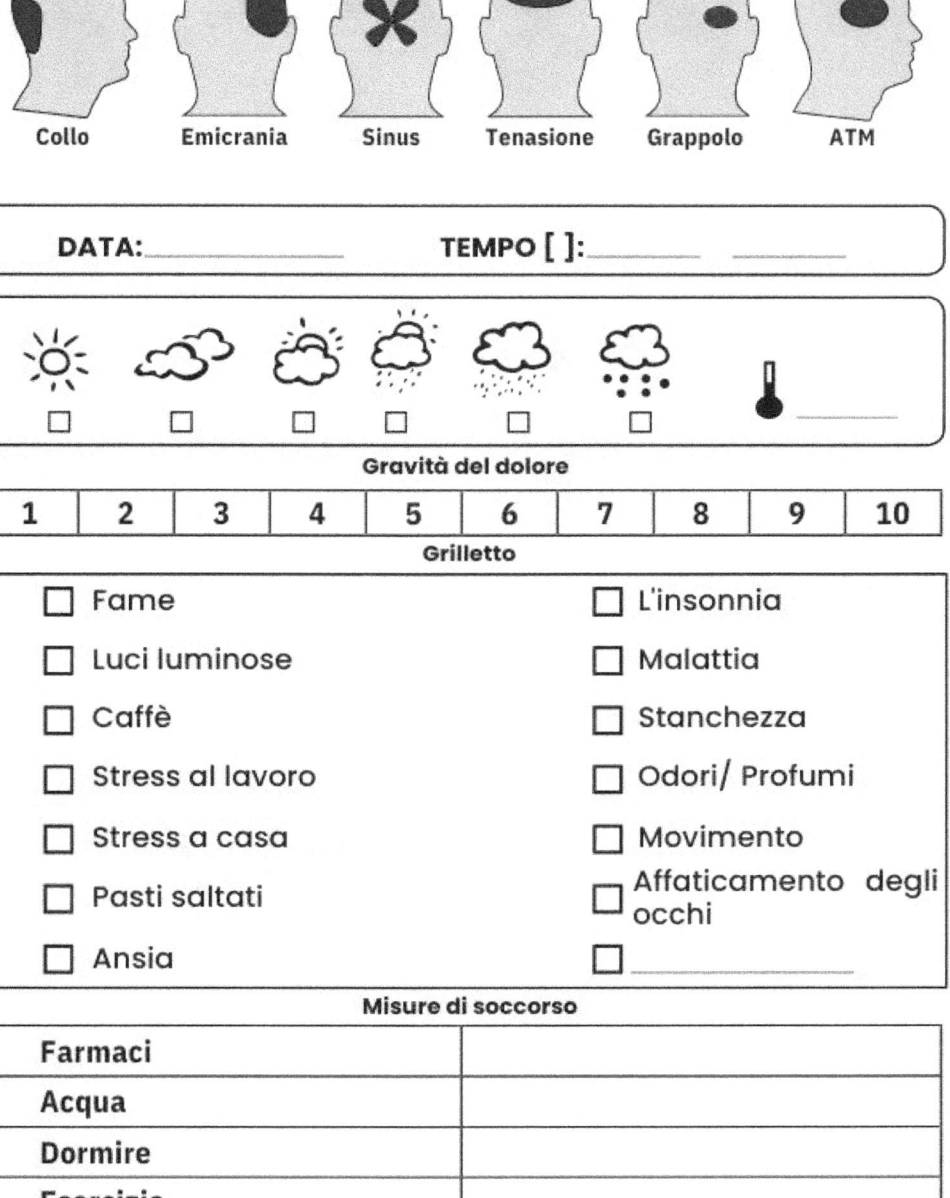

Libro di bordo dell'emicrania

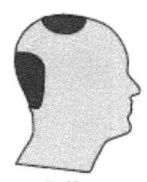 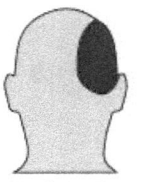 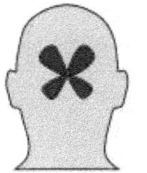 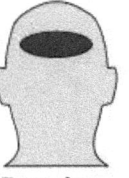 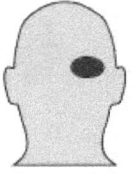 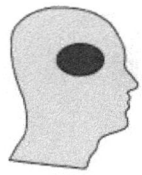

| Collo | Emicrania | Sinus | Tenasione | Grappolo | ATM |

DATA: _____   **TEMPO [ ]:** _____ _____

☐ ☀️ ☐ ⛅ ☐ 🌤️ ☐ 🌧️ ☐ ⛈️ ☐ ❄️   🌡️ _____

Gravità del dolore

| 1 | 2 | 3 | 4 | 5 | 6 | 7 | 8 | 9 | 10 |

Grilletto

- ☐ Fame
- ☐ Luci luminose
- ☐ Caffè
- ☐ Stress al lavoro
- ☐ Stress a casa
- ☐ Pasti saltati
- ☐ Ansia

- ☐ L'insonnia
- ☐ Malattia
- ☐ Stanchezza
- ☐ Odori/ Profumi
- ☐ Movimento
- ☐ Affaticamento degli occhi
- ☐ _____

Misure di soccorso

Farmaci	
Acqua	
Dormire	
Esercizio	
Altro	
Altro	

Note: _____

Libro di bordo dell'emicrania

Libro di bordo dell'emicrania

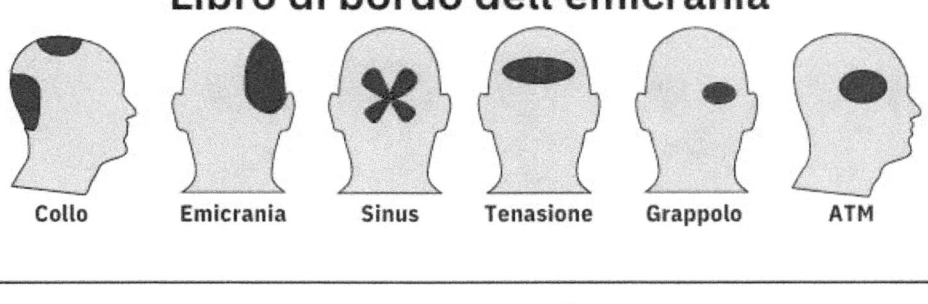

| Collo | Emicrania | Sinus | Tenasione | Grappolo | ATM |

DATA:_____ TEMPO [ ]:_____ _____

☀ ☁ 🌥 🌦 🌧 🌨 🌡_____
☐ ☐ ☐ ☐ ☐ ☐

Gravità del dolore

| 1 | 2 | 3 | 4 | 5 | 6 | 7 | 8 | 9 | 10 |

Grilletto

- ☐ Fame
- ☐ Luci luminose
- ☐ Caffè
- ☐ Stress al lavoro
- ☐ Stress a casa
- ☐ Pasti saltati
- ☐ Ansia
- ☐ L'insonnia
- ☐ Malattia
- ☐ Stanchezza
- ☐ Odori/ Profumi
- ☐ Movimento
- ☐ Affaticamento degli occhi
- ☐ _____

Misure di soccorso

Farmaci	
Acqua	
Dormire	
Esercizio	
Altro	
Altro	

Note: _____

Libro di bordo dell'emicrania

Libro di bordo dell'emicrania

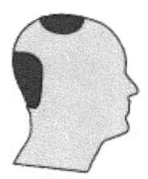	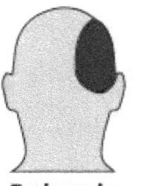	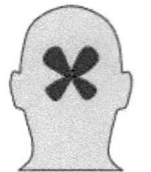	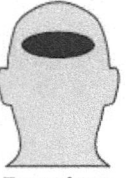	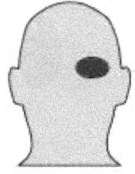	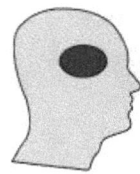
Collo	Emicrania	Sinus	Tenasione	Grappolo	ATM

DATA:_____ TEMPO [ ]:_____ _____

☀ ☐   ⛅ ☐   🌥 ☐   🌧 ☐   🌧 ☐   🌨 ☐   🌡

Gravità del dolore

1	2	3	4	5	6	7	8	9	10

Grilletto

- ☐ Fame
- ☐ Luci luminose
- ☐ Caffè
- ☐ Stress al lavoro
- ☐ Stress a casa
- ☐ Pasti saltati
- ☐ Ansia
- ☐ L'insonnia
- ☐ Malattia
- ☐ Stanchezza
- ☐ Odori/ Profumi
- ☐ Movimento
- ☐ Affaticamento degli occhi
- ☐ _____

Misure di soccorso

Farmaci	
Acqua	
Dormire	
Esercizio	
Altro	
Altro	

Note: _____

Libro di bordo dell'emicrania

Libro di bordo dell'emicrania

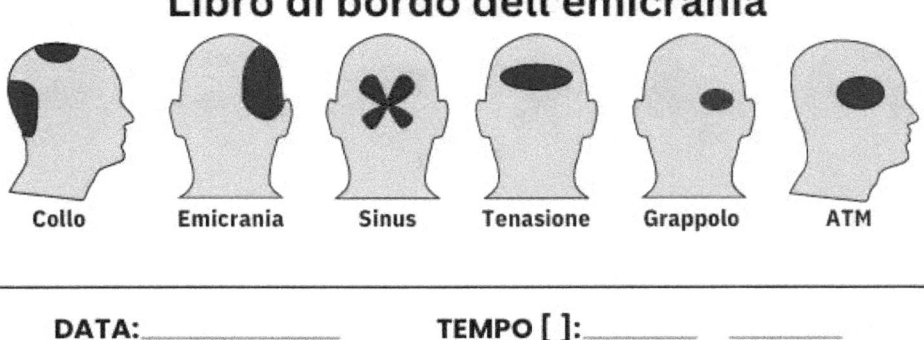

| Collo | Emicrania | Sinus | Tenasione | Grappolo | ATM |

DATA: _____   **TEMPO [ ]:** _____

☀ ☁ 🌤 🌧 🌧 ❄ 🌡 _____

Gravità del dolore

1	2	3	4	5	6	7	8	9	10

Grilletto

- ☐ Fame
- ☐ Luci luminose
- ☐ Caffè
- ☐ Stress al lavoro
- ☐ Stress a casa
- ☐ Pasti saltati
- ☐ Ansia
- ☐ L'insonnia
- ☐ Malattia
- ☐ Stanchezza
- ☐ Odori/ Profumi
- ☐ Movimento
- ☐ Affaticamento degli occhi
- ☐ _____

Misure di soccorso

Farmaci	
Acqua	
Dormire	
Esercizio	
Altro	
Altro	

Note: _____

Libro di bordo dell'emicrania

Libro di bordo dell'emicrania

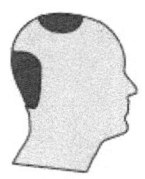 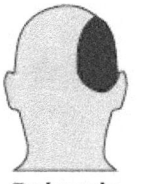 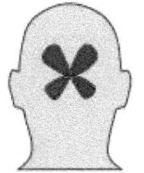 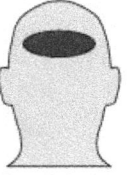 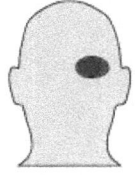 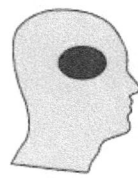

Collo — Emicrania — Sinus — Tenasione — Grappolo — ATM

DATA: _____ **TEMPO [ ]:** _____ _____

☀ ☐   ⛅ ☐   🌤 ☐   🌧 ☐   🌧 ☐   ❄ ☐   🌡

Gravità del dolore

1	2	3	4	5	6	7	8	9	10

Grilletto

- ☐ Fame
- ☐ Luci luminose
- ☐ Caffè
- ☐ Stress al lavoro
- ☐ Stress a casa
- ☐ Pasti saltati
- ☐ Ansia

- ☐ L'insonnia
- ☐ Malattia
- ☐ Stanchezza
- ☐ Odori/ Profumi
- ☐ Movimento
- ☐ Affaticamento degli occhi
- ☐ _____

Misure di soccorso

Farmaci	
Acqua	
Dormire	
Esercizio	
Altro	
Altro	

Note: _____

Libro di bordo dell'emicrania

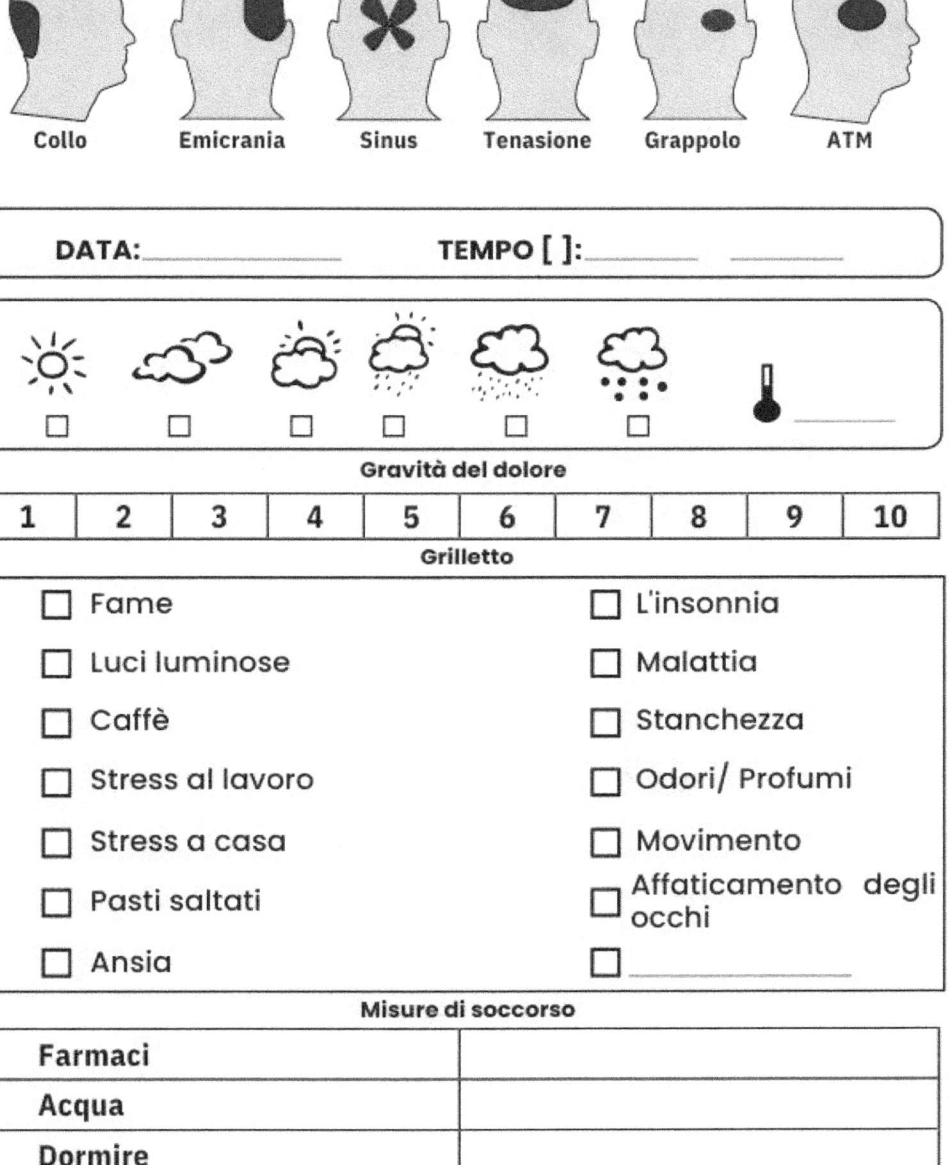

Libro di bordo dell'emicrania

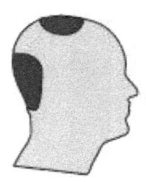 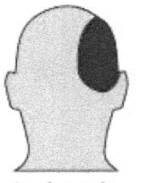 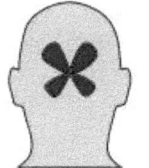 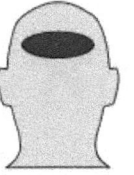 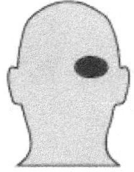 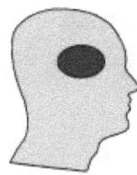

Collo — Emicrania — Sinus — Tenasione — Grappolo — ATM

DATA:_____ TEMPO [ ]:_____ _____

Gravità del dolore

1	2	3	4	5	6	7	8	9	10

Grilletto

- ☐ Fame
- ☐ Luci luminose
- ☐ Caffè
- ☐ Stress al lavoro
- ☐ Stress a casa
- ☐ Pasti saltati
- ☐ Ansia

- ☐ L'insonnia
- ☐ Malattia
- ☐ Stanchezza
- ☐ Odori/ Profumi
- ☐ Movimento
- ☐ Affaticamento degli occhi
- ☐ _____

Misure di soccorso

Farmaci	
Acqua	
Dormire	
Esercizio	
Altro	
Altro	

Note: _____

Libro di bordo dell'emicrania

Libro di bordo dell'emicrania

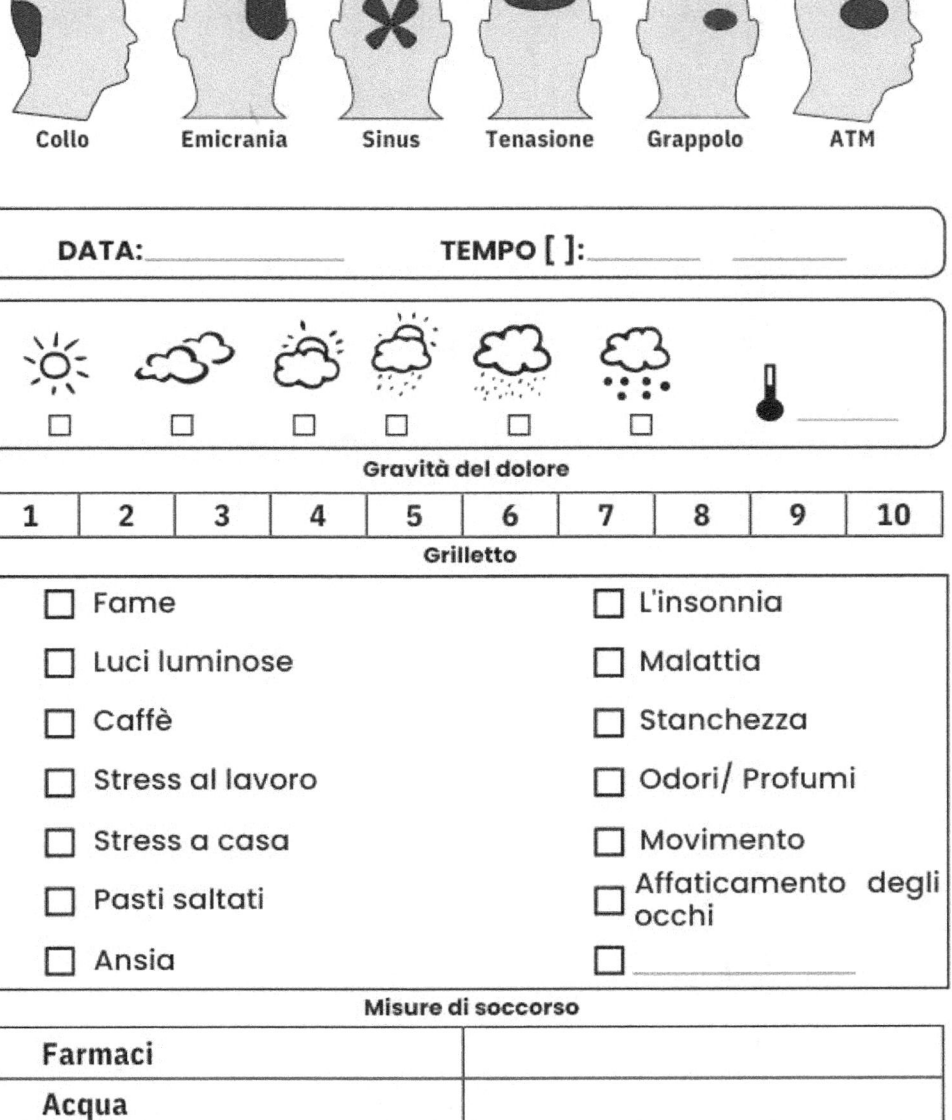

| Collo | Emicrania | Sinus | Tenasione | Grappolo | ATM |

DATA: _____ **TEMPO [ ]:** _____ _____

☀ ☁ 🌦 🌧 🌨 ❄ 🌡 _____

Gravità del dolore

| 1 | 2 | 3 | 4 | 5 | 6 | 7 | 8 | 9 | 10 |

Grilletto

- ☐ Fame
- ☐ Luci luminose
- ☐ Caffè
- ☐ Stress al lavoro
- ☐ Stress a casa
- ☐ Pasti saltati
- ☐ Ansia

- ☐ L'insonnia
- ☐ Malattia
- ☐ Stanchezza
- ☐ Odori/ Profumi
- ☐ Movimento
- ☐ Affaticamento degli occhi
- ☐ _____

Misure di soccorso

Farmaci	
Acqua	
Dormire	
Esercizio	
Altro	
Altro	

Note: _____

Libro di bordo dell'emicrania

Libro di bordo dell'emicrania

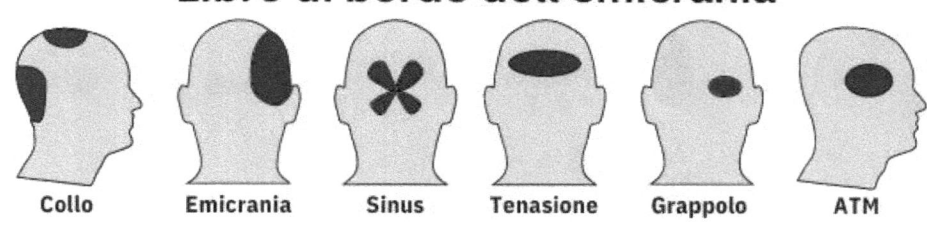

| Collo | Emicrania | Sinus | Tenasione | Grappolo | ATM |

DATA: _____ **TEMPO [ ]:** _____ _____

☀ ☐   ⛅ ☐   🌤 ☐   🌦 ☐   🌧 ☐   🌨 ☐   🌡 _____

Gravità del dolore

1	2	3	4	5	6	7	8	9	10

Grilletto

- ☐ Fame
- ☐ Luci luminose
- ☐ Caffè
- ☐ Stress al lavoro
- ☐ Stress a casa
- ☐ Pasti saltati
- ☐ Ansia
- ☐ L'insonnia
- ☐ Malattia
- ☐ Stanchezza
- ☐ Odori/ Profumi
- ☐ Movimento
- ☐ Affaticamento degli occhi
- ☐ _____

Misure di soccorso

Farmaci	
Acqua	
Dormire	
Esercizio	
Altro	
Altro	

Note: _____

Libro di bordo dell'emicrania

Libro di bordo dell'emicrania

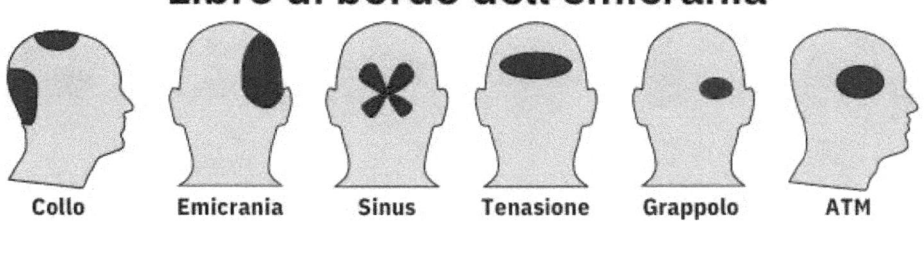

| Collo | Emicrania | Sinus | Tenasione | Grappolo | ATM |

DATA:_____   **TEMPO [ ]:**_____   _____

☀ ☐   ⛅ ☐   🌥 ☐   🌧 ☐   🌧 ☐   🌨 ☐   🌡_____

Gravità del dolore

| 1 | 2 | 3 | 4 | 5 | 6 | 7 | 8 | 9 | 10 |

Grilletto

- ☐ Fame
- ☐ Luci luminose
- ☐ Caffè
- ☐ Stress al lavoro
- ☐ Stress a casa
- ☐ Pasti saltati
- ☐ Ansia
- ☐ L'insonnia
- ☐ Malattia
- ☐ Stanchezza
- ☐ Odori/ Profumi
- ☐ Movimento
- ☐ Affaticamento degli occhi
- ☐ _____

Misure di soccorso

Farmaci	
Acqua	
Dormire	
Esercizio	
Altro	
Altro	

Note: _____

Libro di bordo dell'emicrania

Libro di bordo dell'emicrania

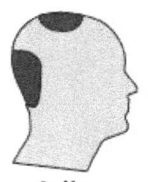	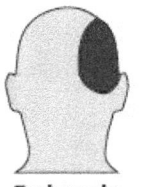	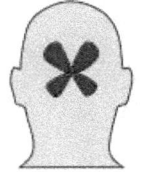	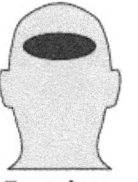	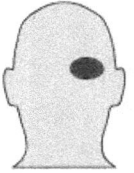	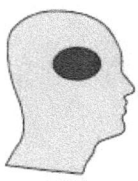
Collo	Emicrania	Sinus	Tenasione	Grappolo	ATM

DATA: _____ **TEMPO [ ]:** _____ _____

☀ ☁ 🌤 🌧 🌧 🌨 🌡
☐ ☐ ☐ ☐ ☐ ☐

Gravità del dolore

1	2	3	4	5	6	7	8	9	10

Grilletto

- ☐ Fame
- ☐ Luci luminose
- ☐ Caffè
- ☐ Stress al lavoro
- ☐ Stress a casa
- ☐ Pasti saltati
- ☐ Ansia

- ☐ L'insonnia
- ☐ Malattia
- ☐ Stanchezza
- ☐ Odori/ Profumi
- ☐ Movimento
- ☐ Affaticamento degli occhi
- ☐ _____

Misure di soccorso

Farmaci	
Acqua	
Dormire	
Esercizio	
Altro	
Altro	

Note: _____

Libro di bordo dell'emicrania

Libro di bordo dell'emicrania

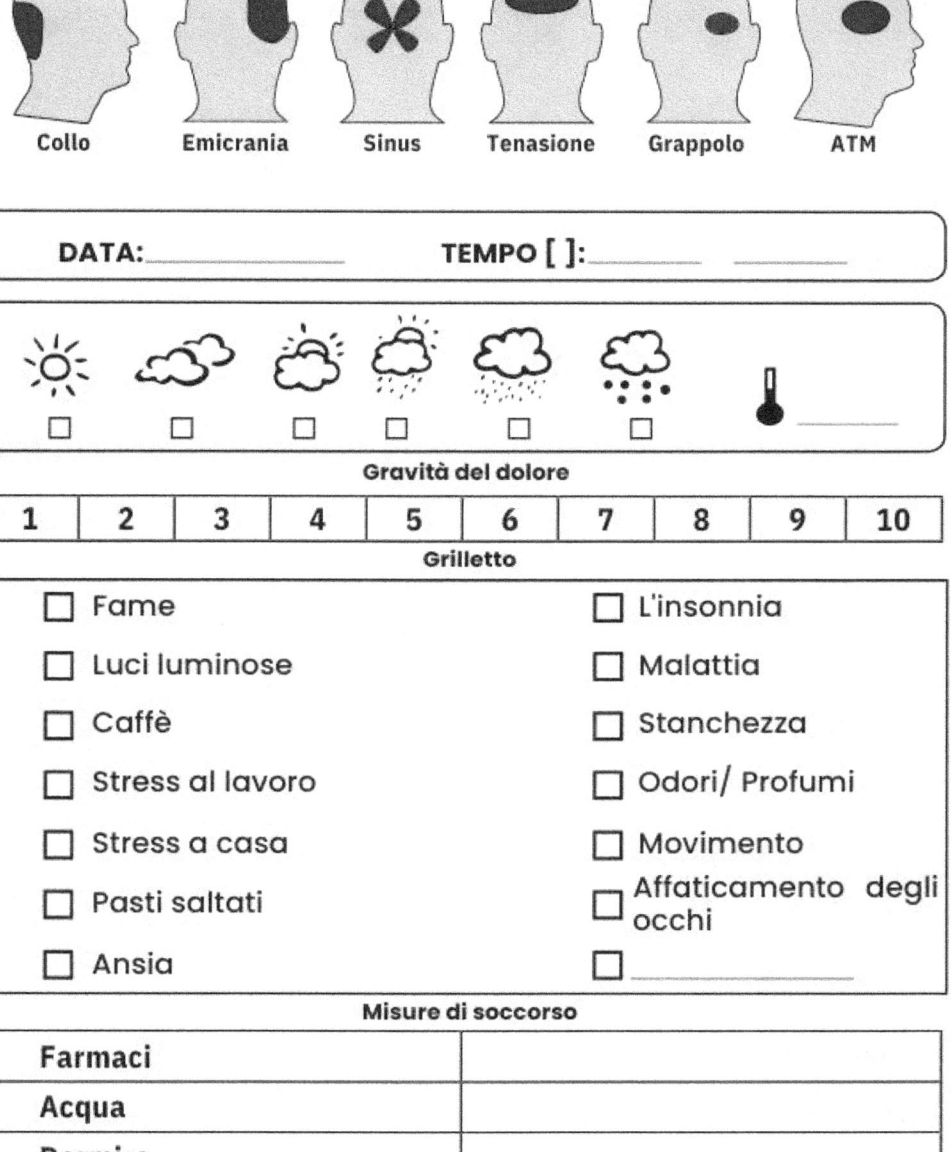

| Collo | Emicrania | Sinus | Tenasione | Grappolo | ATM |

DATA: _____   **TEMPO [ ]:** _____ _____

☀ ☐ ⛅ ☐ 🌤 ☐ 🌧 ☐ 🌧 ☐ ❄ ☐   🌡 _____

Gravità del dolore

| 1 | 2 | 3 | 4 | 5 | 6 | 7 | 8 | 9 | 10 |

Grilletto

- ☐ Fame
- ☐ Luci luminose
- ☐ Caffè
- ☐ Stress al lavoro
- ☐ Stress a casa
- ☐ Pasti saltati
- ☐ Ansia

- ☐ L'insonnia
- ☐ Malattia
- ☐ Stanchezza
- ☐ Odori/ Profumi
- ☐ Movimento
- ☐ Affaticamento degli occhi
- ☐ _____

Misure di soccorso

Farmaci	
Acqua	
Dormire	
Esercizio	
Altro	
Altro	

Note: _____

Libro di bordo dell'emicrania

Libro di bordo dell'emicrania

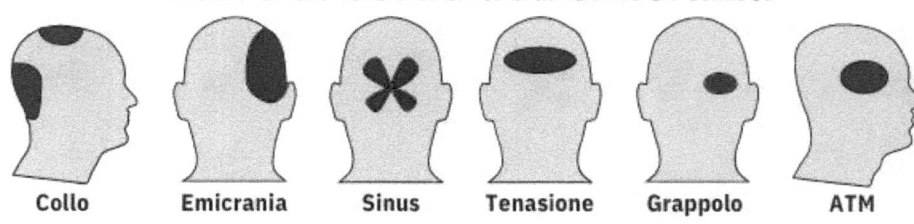

| Collo | Emicrania | Sinus | Tenasione | Grappolo | ATM |

DATA: _____ **TEMPO [ ]:** _____ _____

☐ ☐ ☐ ☐ ☐ ☐

Gravità del dolore

| 1 | 2 | 3 | 4 | 5 | 6 | 7 | 8 | 9 | 10 |

Grilletto

- ☐ Fame
- ☐ Luci luminose
- ☐ Caffè
- ☐ Stress al lavoro
- ☐ Stress a casa
- ☐ Pasti saltati
- ☐ Ansia
- ☐ L'insonnia
- ☐ Malattia
- ☐ Stanchezza
- ☐ Odori/ Profumi
- ☐ Movimento
- ☐ Affaticamento degli occhi
- ☐ _____

Misure di soccorso

Farmaci	
Acqua	
Dormire	
Esercizio	
Altro	
Altro	

Note: _____

Libro di bordo dell'emicrania

Libro di bordo dell'emicrania

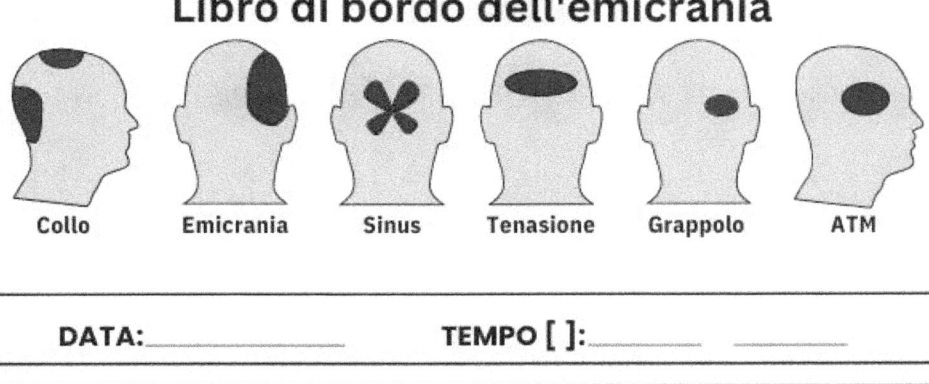

| Collo | Emicrania | Sinus | Tenasione | Grappolo | ATM |

DATA:_____   TEMPO [ ]:_____

Gravità del dolore

| 1 | 2 | 3 | 4 | 5 | 6 | 7 | 8 | 9 | 10 |

Grilletto

- ☐ Fame
- ☐ Luci luminose
- ☐ Caffè
- ☐ Stress al lavoro
- ☐ Stress a casa
- ☐ Pasti saltati
- ☐ Ansia
- ☐ L'insonnia
- ☐ Malattia
- ☐ Stanchezza
- ☐ Odori/ Profumi
- ☐ Movimento
- ☐ Affaticamento degli occhi
- ☐ _____

Misure di soccorso

Farmaci	
Acqua	
Dormire	
Esercizio	
Altro	
Altro	

Note: _____

Libro di bordo dell'emicrania

Libro di bordo dell'emicrania

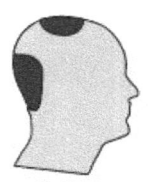 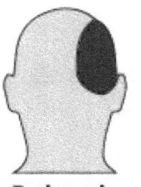 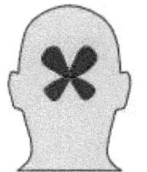 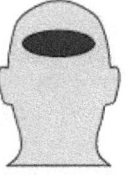 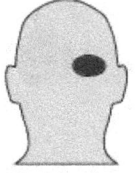 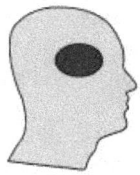

| Collo | Emicrania | Sinus | Tenasione | Grappolo | ATM |

DATA:_____ TEMPO [ ]:_____ _____

☀ ☐ ⛅ ☐ 🌥 ☐ 🌦 ☐ 🌧 ☐ 🌨 ☐ 🌡_____

Gravità del dolore

1	2	3	4	5	6	7	8	9	10

Grilletto

- ☐ Fame
- ☐ Luci luminose
- ☐ Caffè
- ☐ Stress al lavoro
- ☐ Stress a casa
- ☐ Pasti saltati
- ☐ Ansia
- ☐ L'insonnia
- ☐ Malattia
- ☐ Stanchezza
- ☐ Odori/ Profumi
- ☐ Movimento
- ☐ Affaticamento degli occhi
- ☐ _____

Misure di soccorso

Farmaci	
Acqua	
Dormire	
Esercizio	
Altro	
Altro	

Note: _____

Libro di bordo dell'emicrania

Libro di bordo dell'emicrania

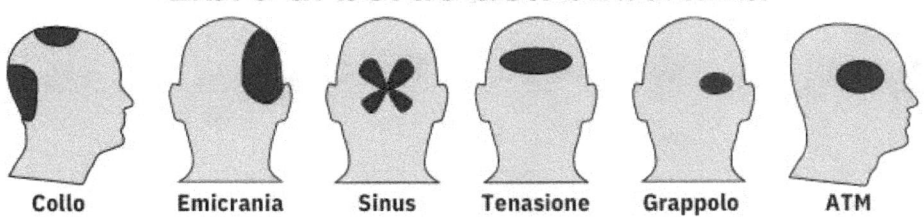

| Collo | Emicrania | Sinus | Tenasione | Grappolo | ATM |

DATA:_____ TEMPO [ ]:_____ _____

☀ ☁ 🌤 🌧 🌧 🌨 🌡_____
☐ ☐ ☐ ☐ ☐ ☐

Gravità del dolore

| 1 | 2 | 3 | 4 | 5 | 6 | 7 | 8 | 9 | 10 |

Grilletto

- ☐ Fame
- ☐ Luci luminose
- ☐ Caffè
- ☐ Stress al lavoro
- ☐ Stress a casa
- ☐ Pasti saltati
- ☐ Ansia

- ☐ L'insonnia
- ☐ Malattia
- ☐ Stanchezza
- ☐ Odori/ Profumi
- ☐ Movimento
- ☐ Affaticamento degli occhi
- ☐ _____

Misure di soccorso

Farmaci	
Acqua	
Dormire	
Esercizio	
Altro	
Altro	

Note: _____

Libro di bordo dell'emicrania

Libro di bordo dell'emicrania

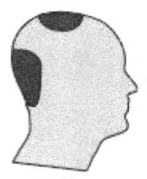 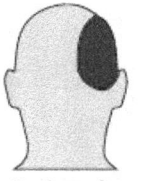 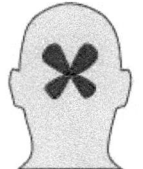 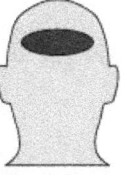 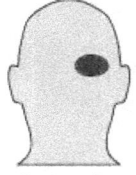 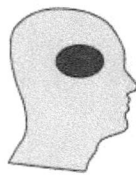

| Collo | Emicrania | Sinus | Tenasione | Grappolo | ATM |

DATA:_____ **TEMPO [ ]:**_____

☀ ☐   ⛅ ☐   🌥 ☐   🌦 ☐   🌧 ☐   🌨 ☐   🌡_____

Gravità del dolore

| 1 | 2 | 3 | 4 | 5 | 6 | 7 | 8 | 9 | 10 |

Grilletto

- ☐ Fame
- ☐ Luci luminose
- ☐ Caffè
- ☐ Stress al lavoro
- ☐ Stress a casa
- ☐ Pasti saltati
- ☐ Ansia

- ☐ L'insonnia
- ☐ Malattia
- ☐ Stanchezza
- ☐ Odori/ Profumi
- ☐ Movimento
- ☐ Affaticamento degli occhi
- ☐ _____

Misure di soccorso

Farmaci	
Acqua	
Dormire	
Esercizio	
Altro	
Altro	

Note: _____

Libro di bordo dell'emicrania

Libro di bordo dell'emicrania

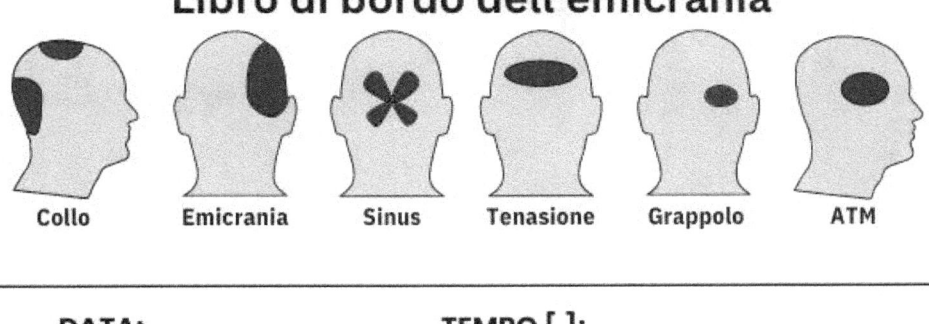

| Collo | Emicrania | Sinus | Tenasione | Grappolo | ATM |

DATA: _____ **TEMPO [ ]:** _____

☀ ☁ 🌥 🌦 🌧 🌨 🌡
☐ ☐ ☐ ☐ ☐ ☐

Gravità del dolore

| 1 | 2 | 3 | 4 | 5 | 6 | 7 | 8 | 9 | 10 |

Grilletto

- ☐ Fame
- ☐ Luci luminose
- ☐ Caffè
- ☐ Stress al lavoro
- ☐ Stress a casa
- ☐ Pasti saltati
- ☐ Ansia
- ☐ L'insonnia
- ☐ Malattia
- ☐ Stanchezza
- ☐ Odori/ Profumi
- ☐ Movimento
- ☐ Affaticamento degli occhi
- ☐ _____

Misure di soccorso

Farmaci	
Acqua	
Dormire	
Esercizio	
Altro	
Altro	

Note: _____

Libro di bordo dell'emicrania

Libro di bordo dell'emicrania

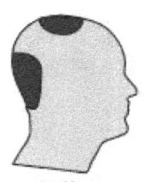 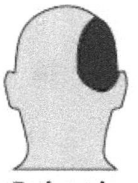 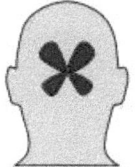 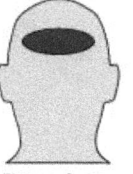 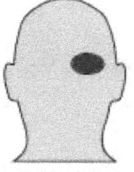 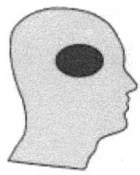

Collo — Emicrania — Sinus — Tenasione — Grappolo — ATM

DATA:_____ **TEMPO [ ]:**_____ _____

☀ ☐ ⛅ ☐ 🌥 ☐ 🌦 ☐ 🌧 ☐ 🌨 ☐ 🌡

Gravità del dolore

1	2	3	4	5	6	7	8	9	10

Grilletto

- ☐ Fame
- ☐ Luci luminose
- ☐ Caffè
- ☐ Stress al lavoro
- ☐ Stress a casa
- ☐ Pasti saltati
- ☐ Ansia
- ☐ L'insonnia
- ☐ Malattia
- ☐ Stanchezza
- ☐ Odori/ Profumi
- ☐ Movimento
- ☐ Affaticamento degli occhi
- ☐ _____

Misure di soccorso

Farmaci	
Acqua	
Dormire	
Esercizio	
Altro	
Altro	

Note: _____

Libro di bordo dell'emicrania

Libro di bordo dell'emicrania

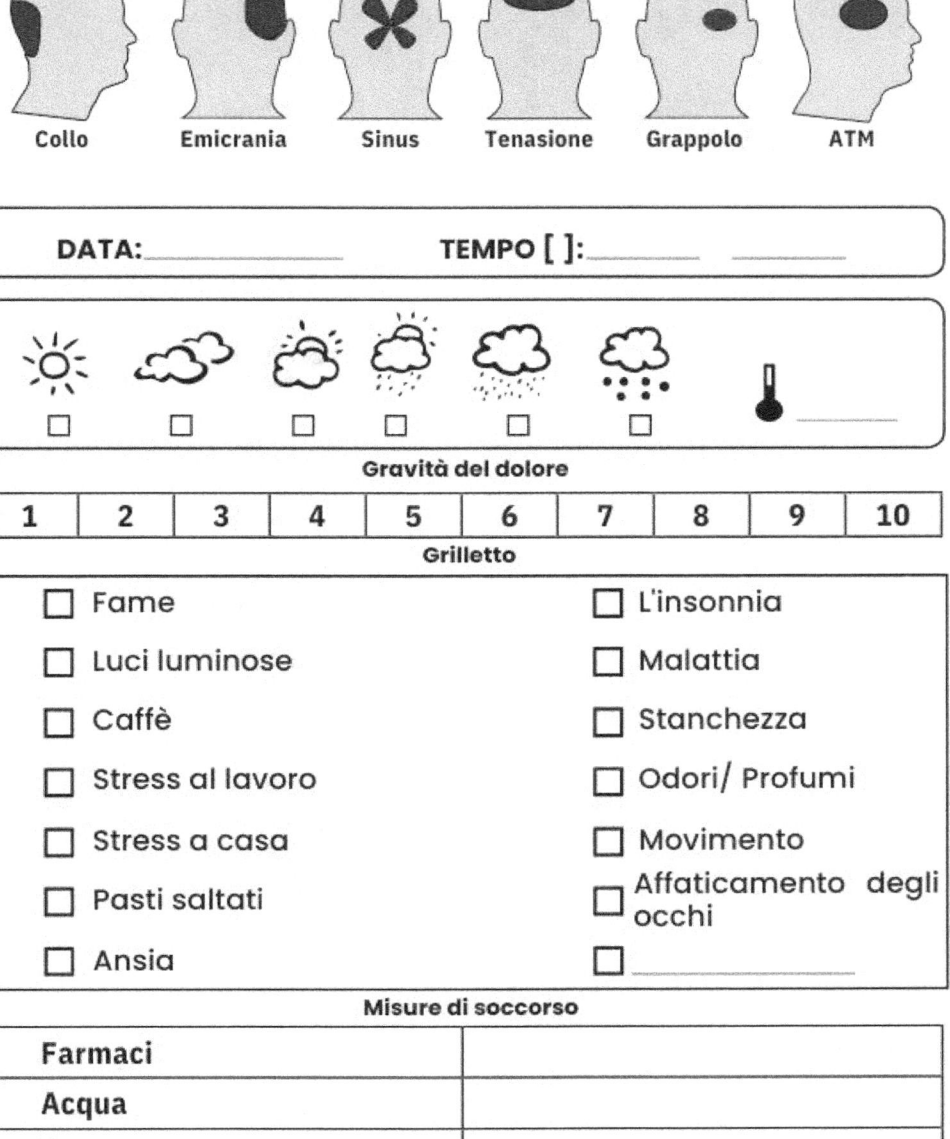

| Collo | Emicrania | Sinus | Tenasione | Grappolo | ATM |

DATA:_____   TEMPO [ ]:_____   _____

Gravità del dolore

| 1 | 2 | 3 | 4 | 5 | 6 | 7 | 8 | 9 | 10 |

Grilletto

- ☐ Fame
- ☐ Luci luminose
- ☐ Caffè
- ☐ Stress al lavoro
- ☐ Stress a casa
- ☐ Pasti saltati
- ☐ Ansia
- ☐ L'insonnia
- ☐ Malattia
- ☐ Stanchezza
- ☐ Odori/ Profumi
- ☐ Movimento
- ☐ Affaticamento degli occhi
- ☐ _____

Misure di soccorso

Farmaci	
Acqua	
Dormire	
Esercizio	
Altro	
Altro	

Note: _____

Libro di bordo dell'emicrania

Libro di bordo dell'emicrania

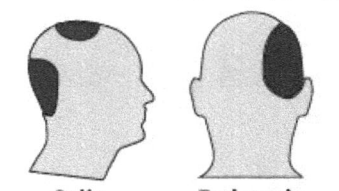
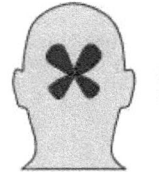
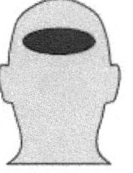
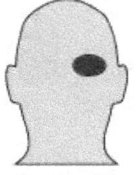
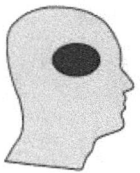

| Collo | Emicrania | Sinus | Tenasione | Grappolo | ATM |

DATA:_____   TEMPO [ ]:_____   _____

Gravità del dolore

1	2	3	4	5	6	7	8	9	10

Grilletto

- ☐ Fame
- ☐ Luci luminose
- ☐ Caffè
- ☐ Stress al lavoro
- ☐ Stress a casa
- ☐ Pasti saltati
- ☐ Ansia

- ☐ L'insonnia
- ☐ Malattia
- ☐ Stanchezza
- ☐ Odori/ Profumi
- ☐ Movimento
- ☐ Affaticamento degli occhi
- ☐ _____

Misure di soccorso

Farmaci	
Acqua	
Dormire	
Esercizio	
Altro	
Altro	

Note: _____

Libro di bordo dell'emicrania

Libro di bordo dell'emicrania

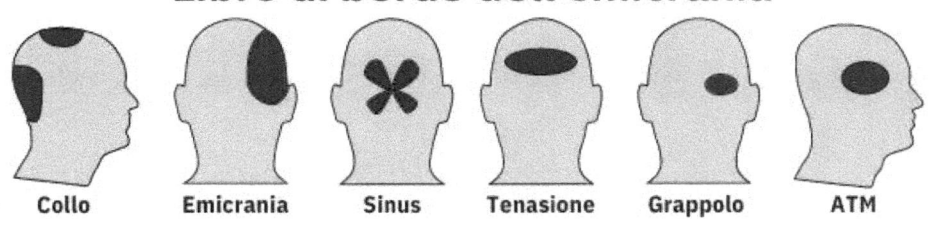

| Collo | Emicrania | Sinus | Tenasione | Grappolo | ATM |

DATA:_____ **TEMPO [ ]:**_____ _____

☀ ☁ ☁ 🌧 🌧 🌨 🌡
☐ ☐ ☐ ☐ ☐ ☐

Gravità del dolore

1	2	3	4	5	6	7	8	9	10

Grilletto

- ☐ Fame
- ☐ Luci luminose
- ☐ Caffè
- ☐ Stress al lavoro
- ☐ Stress a casa
- ☐ Pasti saltati
- ☐ Ansia

- ☐ L'insonnia
- ☐ Malattia
- ☐ Stanchezza
- ☐ Odori/ Profumi
- ☐ Movimento
- ☐ Affaticamento degli occhi
- ☐ _____

Misure di soccorso

Farmaci	
Acqua	
Dormire	
Esercizio	
Altro	
Altro	

Note: _____

Libro di bordo dell'emicrania

Libro di bordo dell'emicrania

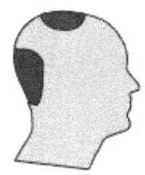 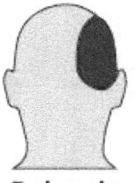 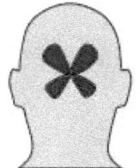 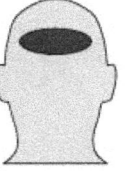 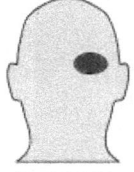 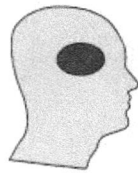

Collo — Emicrania — Sinus — Tenasione — Grappolo — ATM

DATA:_____ TEMPO [ ]:_____

☀ ⛅ 🌥 🌦 🌧 🌨 🌡_____

Gravità del dolore

1	2	3	4	5	6	7	8	9	10

Grilletto

- ☐ Fame
- ☐ Luci luminose
- ☐ Caffè
- ☐ Stress al lavoro
- ☐ Stress a casa
- ☐ Pasti saltati
- ☐ Ansia

- ☐ L'insonnia
- ☐ Malattia
- ☐ Stanchezza
- ☐ Odori/ Profumi
- ☐ Movimento
- ☐ Affaticamento degli occhi
- ☐ _____

Misure di soccorso

Farmaci	
Acqua	
Dormire	
Esercizio	
Altro	
Altro	

Note: _____

Libro di bordo dell'emicrania

Libro di bordo dell'emicrania

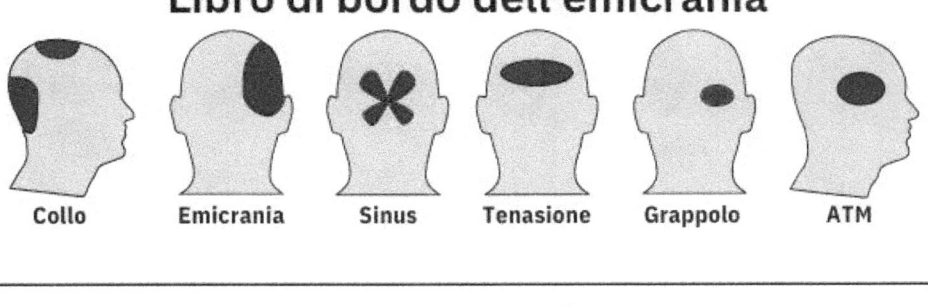

| Collo | Emicrania | Sinus | Tenasione | Grappolo | ATM |

DATA:_____   TEMPO [ ]:_____

☀ ☁ ⛅ 🌧 🌧 ❄ 🌡
☐ ☐ ☐ ☐ ☐ ☐

Gravità del dolore

| 1 | 2 | 3 | 4 | 5 | 6 | 7 | 8 | 9 | 10 |

Grilletto

- ☐ Fame
- ☐ Luci luminose
- ☐ Caffè
- ☐ Stress al lavoro
- ☐ Stress a casa
- ☐ Pasti saltati
- ☐ Ansia

- ☐ L'insonnia
- ☐ Malattia
- ☐ Stanchezza
- ☐ Odori/ Profumi
- ☐ Movimento
- ☐ Affaticamento degli occhi
- ☐ _____

Misure di soccorso

Farmaci	
Acqua	
Dormire	
Esercizio	
Altro	
Altro	

Note: _____

Libro di bordo dell'emicrania

Libro di bordo dell'emicrania

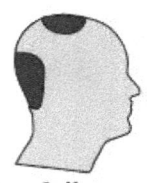 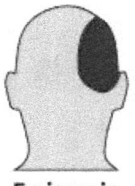 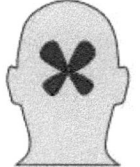 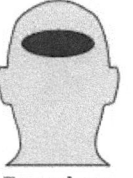 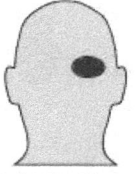 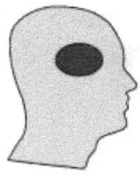

| Collo | Emicrania | Sinus | Tenasione | Grappolo | ATM |

DATA:_____   **TEMPO [ ]:**_____   _____

☀ ☐   ⛅ ☐   🌥 ☐   🌦 ☐   🌧 ☐   🌨 ☐   🌡

Gravità del dolore

| 1 | 2 | 3 | 4 | 5 | 6 | 7 | 8 | 9 | 10 |

Grilletto

- ☐ Fame
- ☐ Luci luminose
- ☐ Caffè
- ☐ Stress al lavoro
- ☐ Stress a casa
- ☐ Pasti saltati
- ☐ Ansia

- ☐ L'insonnia
- ☐ Malattia
- ☐ Stanchezza
- ☐ Odori/ Profumi
- ☐ Movimento
- ☐ Affaticamento degli occhi
- ☐ _____

Misure di soccorso

Farmaci	
Acqua	
Dormire	
Esercizio	
Altro	
Altro	

Note: _____

Libro di bordo dell'emicrania

Libro di bordo dell'emicrania

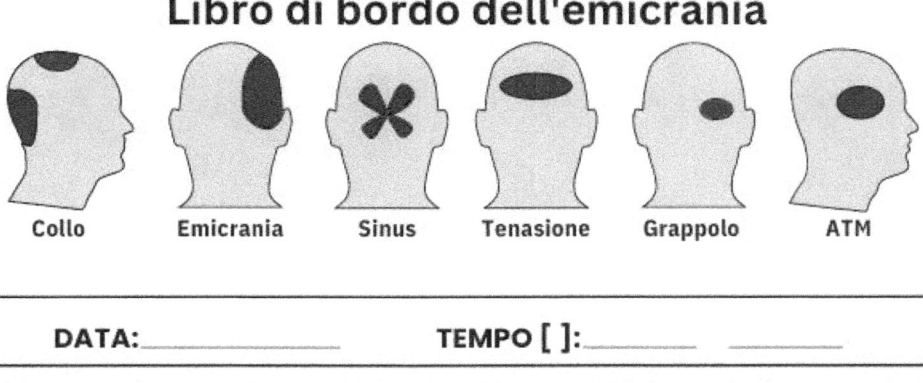

| Collo | Emicrania | Sinus | Tenasione | Grappolo | ATM |

DATA: _____ **TEMPO [ ]:** _____

☀ ☁ 🌥 🌦 🌧 🌨 🌡 _____

Gravità del dolore

| 1 | 2 | 3 | 4 | 5 | 6 | 7 | 8 | 9 | 10 |

Grilletto

- ☐ Fame
- ☐ Luci luminose
- ☐ Caffè
- ☐ Stress al lavoro
- ☐ Stress a casa
- ☐ Pasti saltati
- ☐ Ansia

- ☐ L'insonnia
- ☐ Malattia
- ☐ Stanchezza
- ☐ Odori/ Profumi
- ☐ Movimento
- ☐ Affaticamento degli occhi
- ☐ _____

Misure di soccorso

Farmaci	
Acqua	
Dormire	
Esercizio	
Altro	
Altro	

Note: _____

Libro di bordo dell'emicrania

Libro di bordo dell'emicrania

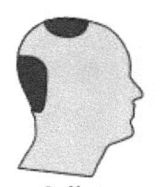	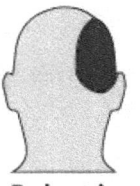	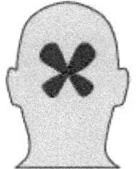	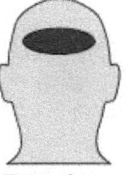	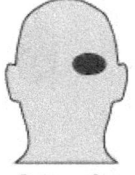	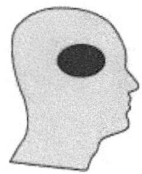
Collo	Emicrania	Sinus	Tenasione	Grappolo	ATM

DATA:_____   TEMPO [ ]:_____

☀ ☐   ⛅ ☐   🌥 ☐   🌦 ☐   🌧 ☐   🌨 ☐   🌡_____

Gravità del dolore

1	2	3	4	5	6	7	8	9	10

Grilletto

- ☐ Fame
- ☐ Luci luminose
- ☐ Caffè
- ☐ Stress al lavoro
- ☐ Stress a casa
- ☐ Pasti saltati
- ☐ Ansia
- ☐ L'insonnia
- ☐ Malattia
- ☐ Stanchezza
- ☐ Odori/ Profumi
- ☐ Movimento
- ☐ Affaticamento degli occhi
- ☐ _____

Misure di soccorso

Farmaci	
Acqua	
Dormire	
Esercizio	
Altro	
Altro	

Note: _____

Libro di bordo dell'emicrania

Libro di bordo dell'emicrania

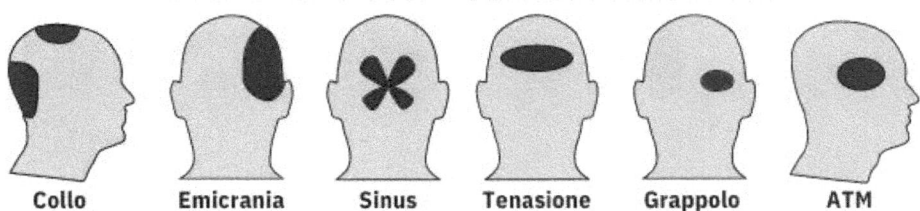

| Collo | Emicrania | Sinus | Tenasione | Grappolo | ATM |

DATA: _____ **TEMPO [ ]:** _____ _____

☀ ☁ 🌤 🌧 🌧 🌨 🌡
☐ ☐ ☐ ☐ ☐ ☐

Gravità del dolore

| 1 | 2 | 3 | 4 | 5 | 6 | 7 | 8 | 9 | 10 |

Grilletto

- ☐ Fame
- ☐ Luci luminose
- ☐ Caffè
- ☐ Stress al lavoro
- ☐ Stress a casa
- ☐ Pasti saltati
- ☐ Ansia
- ☐ L'insonnia
- ☐ Malattia
- ☐ Stanchezza
- ☐ Odori/ Profumi
- ☐ Movimento
- ☐ Affaticamento degli occhi
- ☐ _____

Misure di soccorso

Farmaci	
Acqua	
Dormire	
Esercizio	
Altro	
Altro	

Note: _____

Libro di bordo dell'emicrania

Libro di bordo dell'emicrania

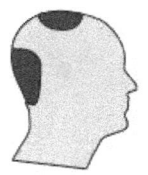 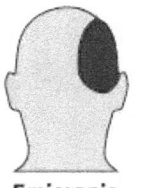 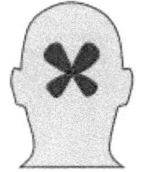 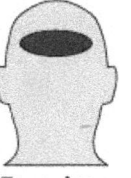 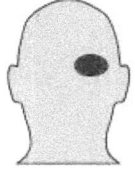 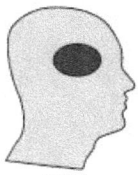

Collo — Emicrania — Sinus — Tenasione — Grappolo — ATM

DATA:_____   **TEMPO [ ]:**_____

☀ ☐   ⛅ ☐   🌥 ☐   🌧 ☐   🌧 ☐   ❄ ☐   🌡_____

Gravità del dolore

1	2	3	4	5	6	7	8	9	10

Grilletto

- ☐ Fame
- ☐ Luci luminose
- ☐ Caffè
- ☐ Stress al lavoro
- ☐ Stress a casa
- ☐ Pasti saltati
- ☐ Ansia

- ☐ L'insonnia
- ☐ Malattia
- ☐ Stanchezza
- ☐ Odori/ Profumi
- ☐ Movimento
- ☐ Affaticamento degli occhi
- ☐ _____

Misure di soccorso

Farmaci	
Acqua	
Dormire	
Esercizio	
Altro	
Altro	

Note: _____

Libro di bordo dell'emicrania

Libro di bordo dell'emicrania

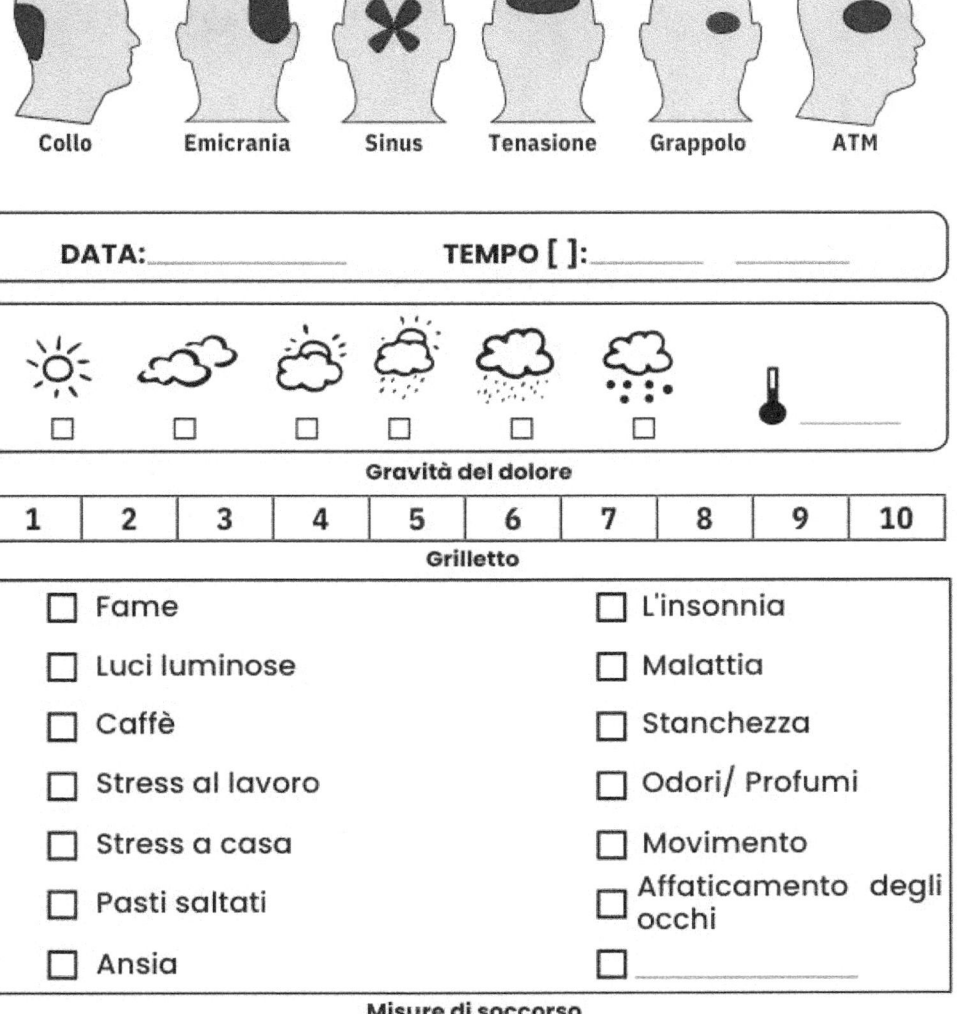

| Collo | Emicrania | Sinus | Tenasione | Grappolo | ATM |

DATA:_____ TEMPO [ ]:_____

Gravità del dolore

1	2	3	4	5	6	7	8	9	10

Grilletto

- ☐ Fame
- ☐ Luci luminose
- ☐ Caffè
- ☐ Stress al lavoro
- ☐ Stress a casa
- ☐ Pasti saltati
- ☐ Ansia
- ☐ L'insonnia
- ☐ Malattia
- ☐ Stanchezza
- ☐ Odori/ Profumi
- ☐ Movimento
- ☐ Affaticamento degli occhi
- ☐ _____

Misure di soccorso

Farmaci	
Acqua	
Dormire	
Esercizio	
Altro	
Altro	

Note: _____

Libro di bordo dell'emicrania

Libro di bordo dell'emicrania

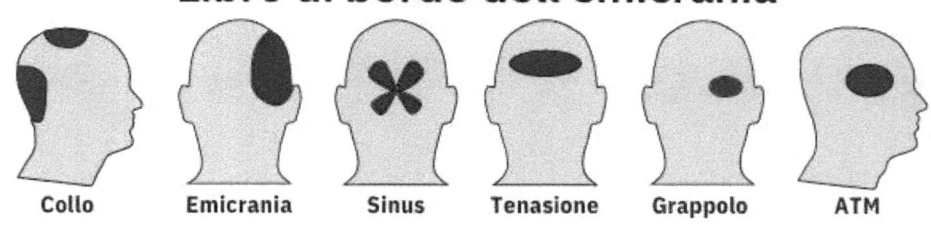

| Collo | Emicrania | Sinus | Tenasione | Grappolo | ATM |

DATA: _____   **TEMPO [ ]:** _____ _____

☀ ☐   ⛅ ☐   🌥 ☐   🌦 ☐   🌧 ☐   🌨 ☐   🌡

Gravità del dolore

| 1 | 2 | 3 | 4 | 5 | 6 | 7 | 8 | 9 | 10 |

Grilletto

- ☐ Fame
- ☐ Luci luminose
- ☐ Caffè
- ☐ Stress al lavoro
- ☐ Stress a casa
- ☐ Pasti saltati
- ☐ Ansia
- ☐ L'insonnia
- ☐ Malattia
- ☐ Stanchezza
- ☐ Odori/ Profumi
- ☐ Movimento
- ☐ Affaticamento degli occhi
- ☐ _____

Misure di soccorso

Farmaci	
Acqua	
Dormire	
Esercizio	
Altro	
Altro	

Note: _____

Libro di bordo dell'emicrania

Libro di bordo dell'emicrania

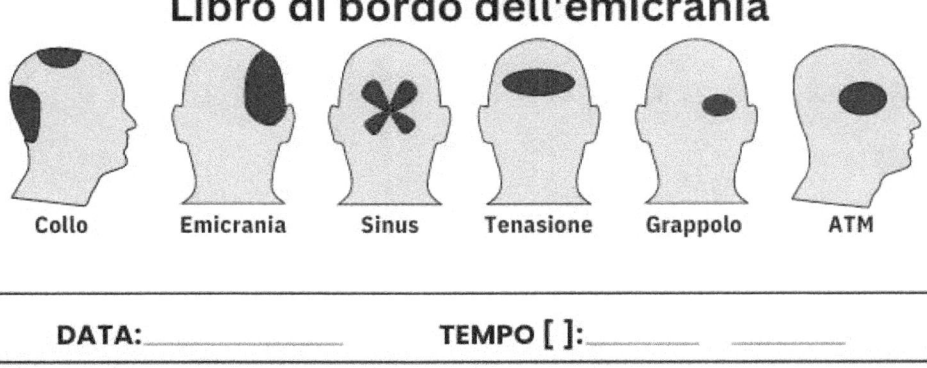

| Collo | Emicrania | Sinus | Tenasione | Grappolo | ATM |

DATA: _____   **TEMPO [ ]:** _____ _____

☀ ☁ 🌦 🌧 ⛈ 🌨 🌡 _____
☐ ☐ ☐ ☐ ☐ ☐

Gravità del dolore

1	2	3	4	5	6	7	8	9	10

Grilletto

- ☐ Fame
- ☐ Luci luminose
- ☐ Caffè
- ☐ Stress al lavoro
- ☐ Stress a casa
- ☐ Pasti saltati
- ☐ Ansia

- ☐ L'insonnia
- ☐ Malattia
- ☐ Stanchezza
- ☐ Odori/ Profumi
- ☐ Movimento
- ☐ Affaticamento degli occhi
- ☐ _____

Misure di soccorso

Farmaci	
Acqua	
Dormire	
Esercizio	
Altro	
Altro	

Note: _____

Libro di bordo dell'emicrania

Libro di bordo dell'emicrania

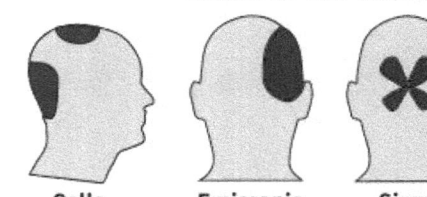 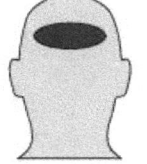 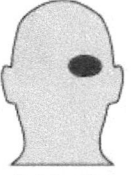 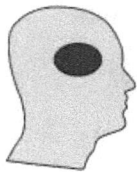

| Collo | Emicrania | Sinus | Tenasione | Grappolo | ATM |

DATA:_____ **TEMPO [ ]:**_____ _____

☀ ☁ ⛅ 🌧 🌧 ❄ 🌡_____
☐ ☐ ☐ ☐ ☐ ☐

Gravità del dolore

| 1 | 2 | 3 | 4 | 5 | 6 | 7 | 8 | 9 | 10 |

Grilletto

- ☐ Fame
- ☐ Luci luminose
- ☐ Caffè
- ☐ Stress al lavoro
- ☐ Stress a casa
- ☐ Pasti saltati
- ☐ Ansia

- ☐ L'insonnia
- ☐ Malattia
- ☐ Stanchezza
- ☐ Odori/ Profumi
- ☐ Movimento
- ☐ Affaticamento degli occhi
- ☐ _____

Misure di soccorso

Farmaci	
Acqua	
Dormire	
Esercizio	
Altro	
Altro	

Note: _____

Libro di bordo dell'emicrania

Libro di bordo dell'emicrania

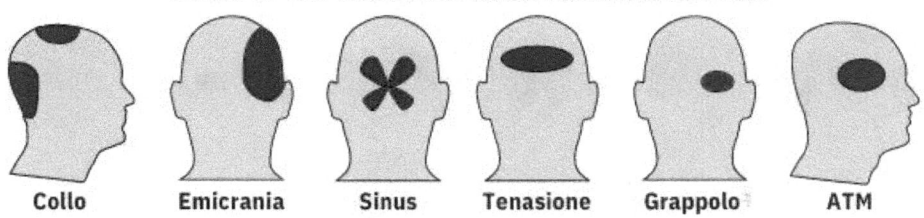

| Collo | Emicrania | Sinus | Tenasione | Grappolo | ATM |

DATA: _____   **TEMPO [ ]:** _____

☀ ☁ 🌤 🌧 🌧 🌨 🌡
☐ ☐ ☐ ☐ ☐ ☐

Gravità del dolore

| 1 | 2 | 3 | 4 | 5 | 6 | 7 | 8 | 9 | 10 |

Grilletto

- ☐ Fame
- ☐ Luci luminose
- ☐ Caffè
- ☐ Stress al lavoro
- ☐ Stress a casa
- ☐ Pasti saltati
- ☐ Ansia
- ☐ L'insonnia
- ☐ Malattia
- ☐ Stanchezza
- ☐ Odori/ Profumi
- ☐ Movimento
- ☐ Affaticamento degli occhi
- ☐ _____

Misure di soccorso

Farmaci	
Acqua	
Dormire	
Esercizio	
Altro	
Altro	

Note: _____

Libro di bordo dell'emicrania

Libro di bordo dell'emicrania

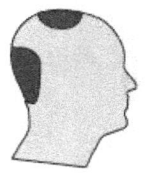	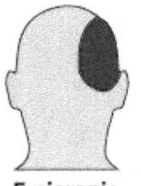	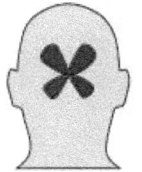	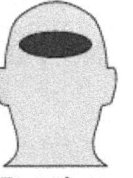	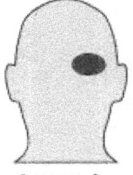	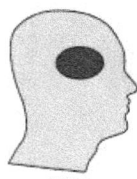
Collo	Emicrania	Sinus	Tenasione	Grappolo	ATM

DATA: _____   **TEMPO [ ]:** _____

☀ ☐   ⛅ ☐   ☁ ☐   🌦 ☐   🌧 ☐   🌨 ☐   🌡 _____

Gravità del dolore

1	2	3	4	5	6	7	8	9	10

Grilletto

- ☐ Fame
- ☐ Luci luminose
- ☐ Caffè
- ☐ Stress al lavoro
- ☐ Stress a casa
- ☐ Pasti saltati
- ☐ Ansia

- ☐ L'insonnia
- ☐ Malattia
- ☐ Stanchezza
- ☐ Odori/ Profumi
- ☐ Movimento
- ☐ Affaticamento degli occhi
- ☐ _____

Misure di soccorso

Farmaci	
Acqua	
Dormire	
Esercizio	
Altro	
Altro	

Note: _____

Libro di bordo dell'emicrania

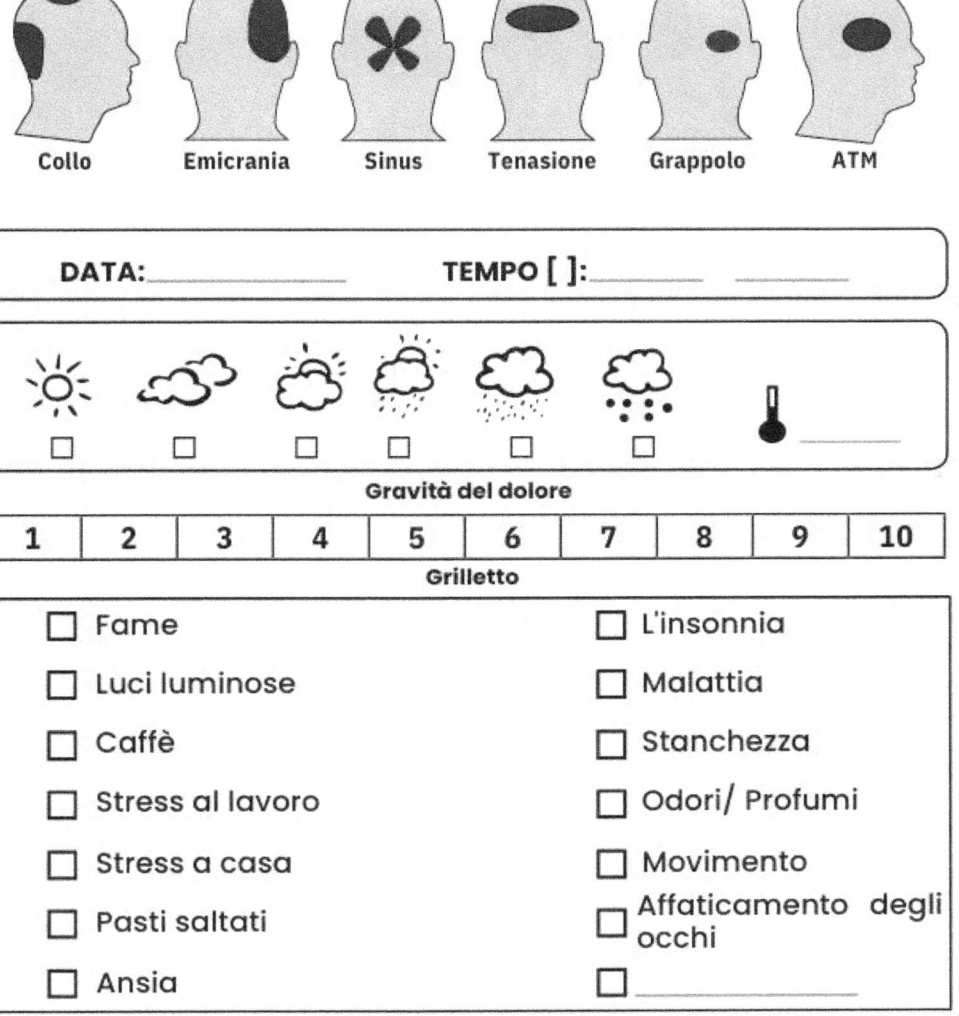

| | Collo | Emicrania | Sinus | Tenasione | Grappolo | ATM |

DATA:_____ TEMPO [ ]:_____

☀ ☁ ⛅ 🌧 🌧 ❄
□ □ □ □ □ □ 🌡 _____

Gravità del dolore

| 1 | 2 | 3 | 4 | 5 | 6 | 7 | 8 | 9 | 10 |

Grilletto

- ☐ Fame
- ☐ Luci luminose
- ☐ Caffè
- ☐ Stress al lavoro
- ☐ Stress a casa
- ☐ Pasti saltati
- ☐ Ansia

- ☐ L'insonnia
- ☐ Malattia
- ☐ Stanchezza
- ☐ Odori/ Profumi
- ☐ Movimento
- ☐ Affaticamento degli occhi
- ☐ _____

Misure di soccorso

Farmaci	
Acqua	
Dormire	
Esercizio	
Altro	
Altro	

Note: _____

Libro di bordo dell'emicrania

Libro di bordo dell'emicrania

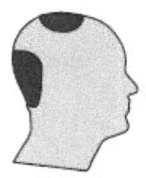	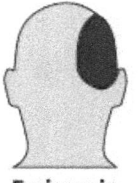	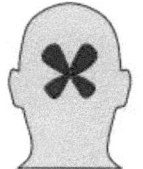	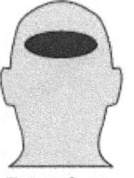	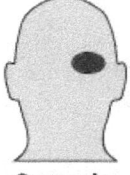	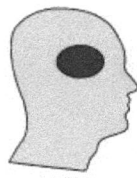
Collo	Emicrania	Sinus	Tenasione	Grappolo	ATM

DATA: _____   **TEMPO [ ]:** _____ _____

☀ ☐   ⛅ ☐   🌥 ☐   🌦 ☐   🌧 ☐   🌨 ☐   🌡 _____

Gravità del dolore

1	2	3	4	5	6	7	8	9	10

Grilletto

- ☐ Fame
- ☐ Luci luminose
- ☐ Caffè
- ☐ Stress al lavoro
- ☐ Stress a casa
- ☐ Pasti saltati
- ☐ Ansia
- ☐ L'insonnia
- ☐ Malattia
- ☐ Stanchezza
- ☐ Odori/ Profumi
- ☐ Movimento
- ☐ Affaticamento degli occhi
- ☐ _____

Misure di soccorso

Farmaci	
Acqua	
Dormire	
Esercizio	
Altro	
Altro	

Note: _____

Libro di bordo dell'emicrania

Libro di bordo dell'emicrania

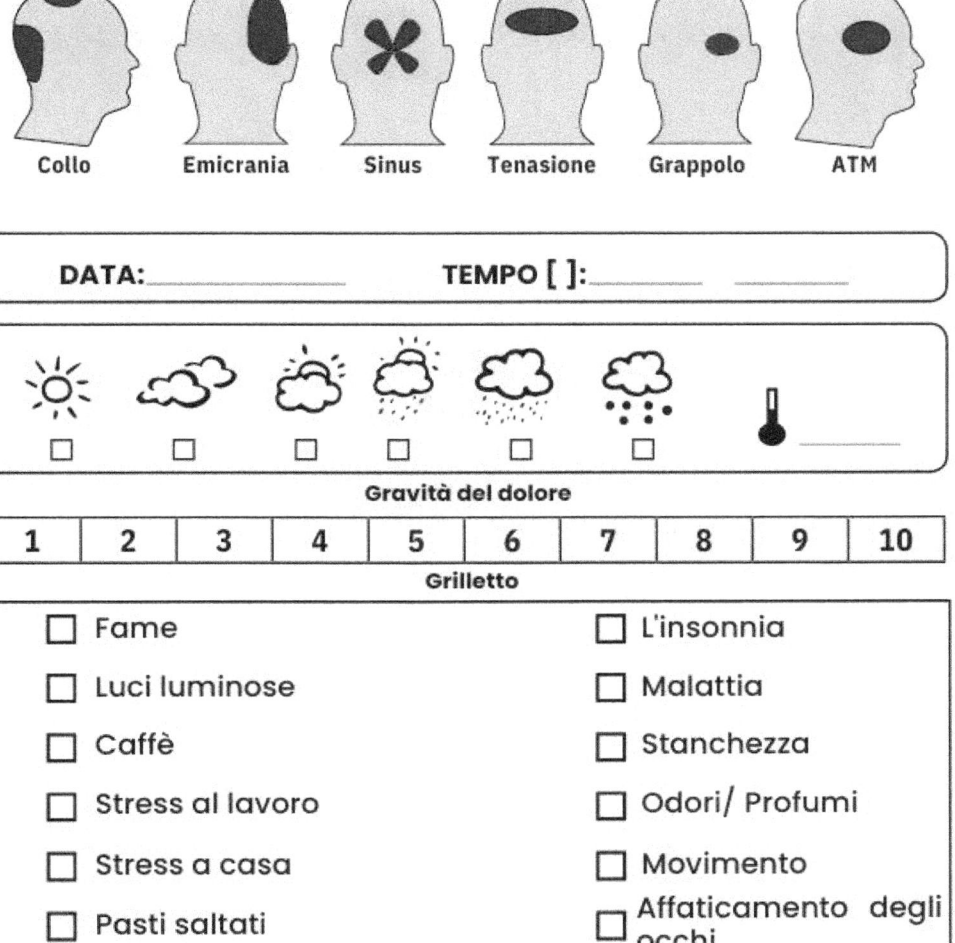

| Collo | Emicrania | Sinus | Tenasione | Grappolo | ATM |

DATA: _____ **TEMPO [ ]:** _____ _____

☀ ☁ ⛅ 🌧 🌧 ❄ 🌡 _____

Gravità del dolore

| 1 | 2 | 3 | 4 | 5 | 6 | 7 | 8 | 9 | 10 |

Grilletto

- ☐ Fame
- ☐ Luci luminose
- ☐ Caffè
- ☐ Stress al lavoro
- ☐ Stress a casa
- ☐ Pasti saltati
- ☐ Ansia

- ☐ L'insonnia
- ☐ Malattia
- ☐ Stanchezza
- ☐ Odori/ Profumi
- ☐ Movimento
- ☐ Affaticamento degli occhi
- ☐ _____

Misure di soccorso

Farmaci	
Acqua	
Dormire	
Esercizio	
Altro	
Altro	

Note: _____

Libro di bordo dell'emicrania

Libro di bordo dell'emicrania

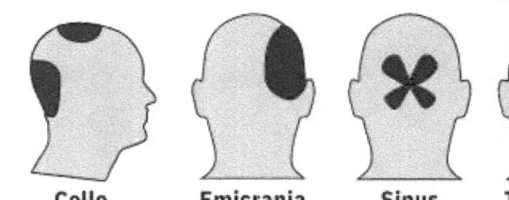

| Collo | Emicrania | Sinus | Tenasione | Grappolo | ATM |

DATA:_____ **TEMPO [ ]:**_____ _____

☀ ☁ ⛅ 🌧 🌧 ❄ 🌡_____
☐ ☐ ☐ ☐ ☐ ☐

Gravità del dolore

| 1 | 2 | 3 | 4 | 5 | 6 | 7 | 8 | 9 | 10 |

Grilletto

- ☐ Fame
- ☐ Luci luminose
- ☐ Caffè
- ☐ Stress al lavoro
- ☐ Stress a casa
- ☐ Pasti saltati
- ☐ Ansia

- ☐ L'insonnia
- ☐ Malattia
- ☐ Stanchezza
- ☐ Odori/ Profumi
- ☐ Movimento
- ☐ Affaticamento degli occhi
- ☐ _____

Misure di soccorso

Farmaci	
Acqua	
Dormire	
Esercizio	
Altro	
Altro	

Note: _____

Libro di bordo dell'emicrania

Libro di bordo dell'emicrania

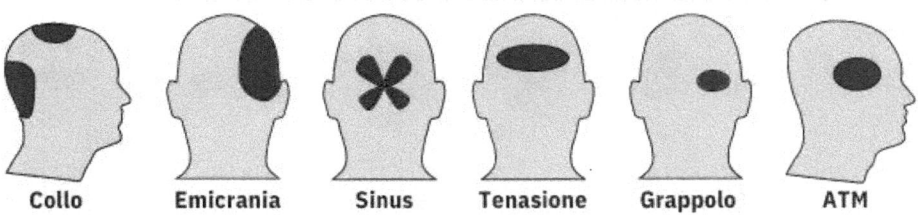

| Collo | Emicrania | Sinus | Tenasione | Grappolo | ATM |

DATA:_____ **TEMPO [ ]:**_____ _____

☀ ☁ 🌤 🌧 🌧 🌨 🌡_____
☐ ☐ ☐ ☐ ☐ ☐

Gravità del dolore

| 1 | 2 | 3 | 4 | 5 | 6 | 7 | 8 | 9 | 10 |

Grilletto

- ☐ Fame
- ☐ Luci luminose
- ☐ Caffè
- ☐ Stress al lavoro
- ☐ Stress a casa
- ☐ Pasti saltati
- ☐ Ansia

- ☐ L'insonnia
- ☐ Malattia
- ☐ Stanchezza
- ☐ Odori/ Profumi
- ☐ Movimento
- ☐ Affaticamento degli occhi
- ☐ _____

Misure di soccorso

Farmaci	
Acqua	
Dormire	
Esercizio	
Altro	
Altro	

Note: _____

Libro di bordo dell'emicrania

Libro di bordo dell'emicrania

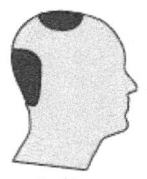 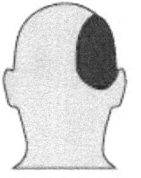 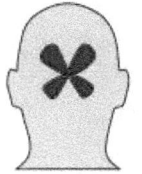 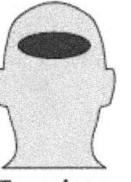 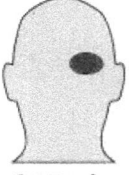 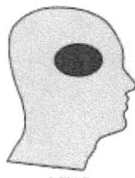

| Collo | Emicrania | Sinus | Tenasione | Grappolo | ATM |

DATA:_____ **TEMPO [ ]:**_____

☀ ☐ ⛅ ☐ 🌥 ☐ 🌦 ☐ 🌧 ☐ 🌨 ☐   🌡_____

Gravità del dolore

1	2	3	4	5	6	7	8	9	10

Grilletto

- ☐ Fame
- ☐ Luci luminose
- ☐ Caffè
- ☐ Stress al lavoro
- ☐ Stress a casa
- ☐ Pasti saltati
- ☐ Ansia

- ☐ L'insonnia
- ☐ Malattia
- ☐ Stanchezza
- ☐ Odori/ Profumi
- ☐ Movimento
- ☐ Affaticamento degli occhi
- ☐ _____

Misure di soccorso

Farmaci	
Acqua	
Dormire	
Esercizio	
Altro	
Altro	

Note: _____

Libro di bordo dell'emicrania

Libro di bordo dell'emicrania

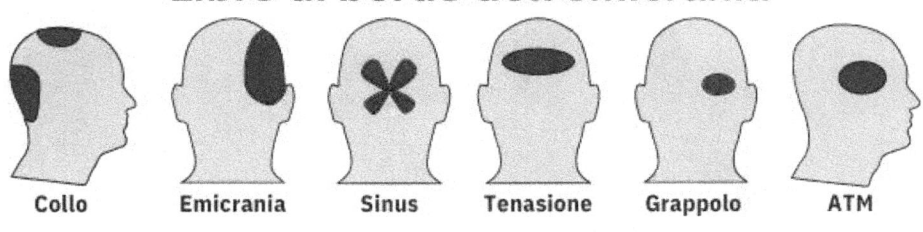

| Collo | Emicrania | Sinus | Tenasione | Grappolo | ATM |

DATA:_____   TEMPO [ ]:_____

☀ ☁ 🌤 🌧 🌧 ❄ 🌡
☐ ☐ ☐ ☐ ☐ ☐

Gravità del dolore

| 1 | 2 | 3 | 4 | 5 | 6 | 7 | 8 | 9 | 10 |

Grilletto

- ☐ Fame
- ☐ Luci luminose
- ☐ Caffè
- ☐ Stress al lavoro
- ☐ Stress a casa
- ☐ Pasti saltati
- ☐ Ansia

- ☐ L'insonnia
- ☐ Malattia
- ☐ Stanchezza
- ☐ Odori/ Profumi
- ☐ Movimento
- ☐ Affaticamento degli occhi
- ☐ _____

Misure di soccorso

Farmaci	
Acqua	
Dormire	
Esercizio	
Altro	
Altro	

Note: _____

Libro di bordo dell'emicrania

Libro di bordo dell'emicrania

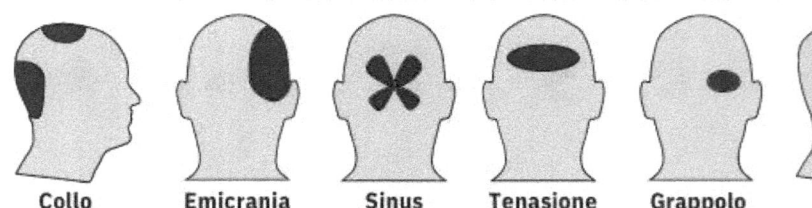

| Collo | Emicrania | Sinus | Tenasione | Grappolo | ATM |

DATA:_____ **TEMPO [ ]:**_____ _____

☀ ☁ ☁ 🌧 🌧 🌨 🌡
☐ ☐ ☐ ☐ ☐ ☐

Gravità del dolore

| 1 | 2 | 3 | 4 | 5 | 6 | 7 | 8 | 9 | 10 |

Grilletto

- ☐ Fame
- ☐ Luci luminose
- ☐ Caffè
- ☐ Stress al lavoro
- ☐ Stress a casa
- ☐ Pasti saltati
- ☐ Ansia

- ☐ L'insonnia
- ☐ Malattia
- ☐ Stanchezza
- ☐ Odori/ Profumi
- ☐ Movimento
- ☐ Affaticamento degli occhi
- ☐ _____

Misure di soccorso

Farmaci	
Acqua	
Dormire	
Esercizio	
Altro	
Altro	

Note: _____

Libro di bordo dell'emicrania

Libro di bordo dell'emicrania

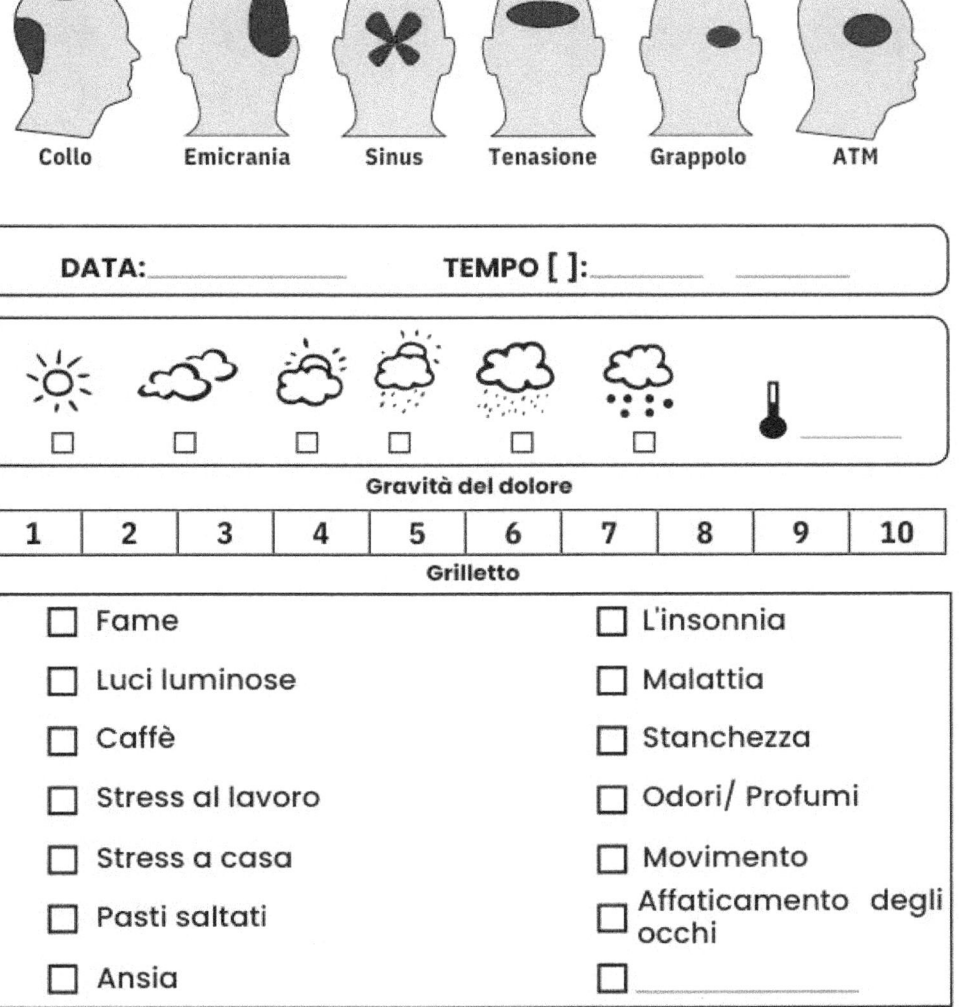

Collo	Emicrania	Sinus	Tenasione	Grappolo	ATM	

DATA:_____ TEMPO [ ]:_____

☀ ☐   ⛅ ☐   🌤 ☐   🌧 ☐   🌧 ☐   🌨 ☐   🌡_____

Gravità del dolore

1	2	3	4	5	6	7	8	9	10

Grilletto

- ☐ Fame
- ☐ Luci luminose
- ☐ Caffè
- ☐ Stress al lavoro
- ☐ Stress a casa
- ☐ Pasti saltati
- ☐ Ansia
- ☐ L'insonnia
- ☐ Malattia
- ☐ Stanchezza
- ☐ Odori/ Profumi
- ☐ Movimento
- ☐ Affaticamento degli occhi
- ☐ _____

Misure di soccorso

Farmaci	
Acqua	
Dormire	
Esercizio	
Altro	
Altro	

Note: _____

Libro di bordo dell'emicrania

Libro di bordo dell'emicrania

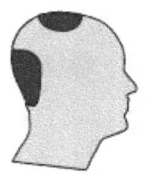 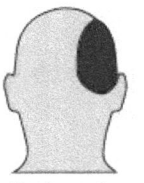 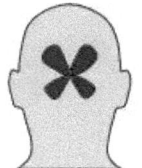 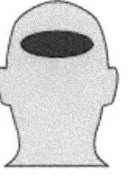 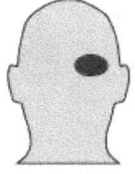 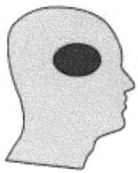

Collo   Emicrania   Sinus   Tenasione   Grappolo   ATM

DATA:_____   TEMPO [ ]:_____   _____

Gravità del dolore

1	2	3	4	5	6	7	8	9	10

Grilletto

- [ ] Fame
- [ ] Luci luminose
- [ ] Caffè
- [ ] Stress al lavoro
- [ ] Stress a casa
- [ ] Pasti saltati
- [ ] Ansia
- [ ] L'insonnia
- [ ] Malattia
- [ ] Stanchezza
- [ ] Odori/ Profumi
- [ ] Movimento
- [ ] Affaticamento degli occhi
- [ ] _____

Misure di soccorso

Farmaci	
Acqua	
Dormire	
Esercizio	
Altro	
Altro	

Note: _____

Libro di bordo dell'emicrania

Libro di bordo dell'emicrania

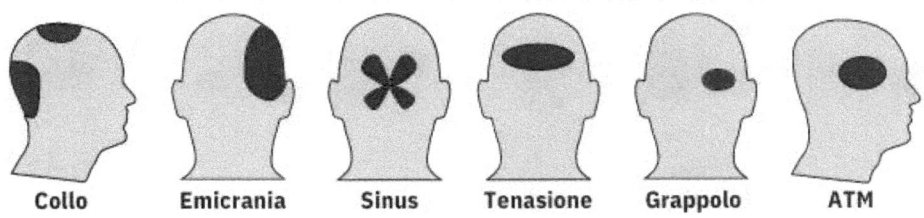

| Collo | Emicrania | Sinus | Tenasione | Grappolo | ATM |

DATA: _____ **TEMPO [ ]:** _____

☀ ☁ 🌤 🌧 🌨 🌨 🌡

☐ ☐ ☐ ☐ ☐ ☐

Gravità del dolore

| 1 | 2 | 3 | 4 | 5 | 6 | 7 | 8 | 9 | 10 |

Grilletto

- ☐ Fame
- ☐ Luci luminose
- ☐ Caffè
- ☐ Stress al lavoro
- ☐ Stress a casa
- ☐ Pasti saltati
- ☐ Ansia
- ☐ L'insonnia
- ☐ Malattia
- ☐ Stanchezza
- ☐ Odori/ Profumi
- ☐ Movimento
- ☐ Affaticamento degli occhi
- ☐ _____

Misure di soccorso

Farmaci	
Acqua	
Dormire	
Esercizio	
Altro	
Altro	

Note: _____

Libro di bordo dell'emicrania

Libro di bordo dell'emicrania

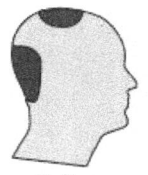 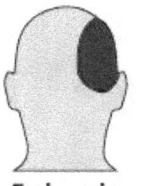 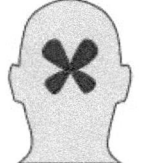 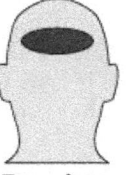 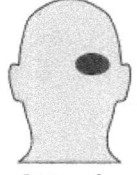 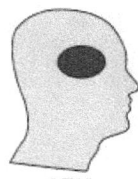

Collo — Emicrania — Sinus — Tenasione — Grappolo — ATM

DATA:_____   TEMPO [ ]:_____

Gravità del dolore

1	2	3	4	5	6	7	8	9	10

Grilletto

- ☐ Fame
- ☐ Luci luminose
- ☐ Caffè
- ☐ Stress al lavoro
- ☐ Stress a casa
- ☐ Pasti saltati
- ☐ Ansia
- ☐ L'insonnia
- ☐ Malattia
- ☐ Stanchezza
- ☐ Odori/ Profumi
- ☐ Movimento
- ☐ Affaticamento degli occhi
- ☐ _____

Misure di soccorso

Farmaci	
Acqua	
Dormire	
Esercizio	
Altro	
Altro	

Note: _____

Libro di bordo dell'emicrania

Libro di bordo dell'emicrania

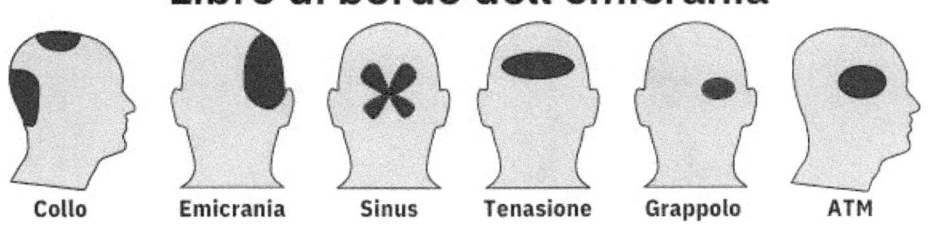

| Collo | Emicrania | Sinus | Tenasione | Grappolo | ATM |

DATA:_____ TEMPO [ ]:_____

☀ ☁ 🌥 🌧 🌧 🌨 🌡
☐ ☐ ☐ ☐ ☐ ☐

Gravità del dolore

| 1 | 2 | 3 | 4 | 5 | 6 | 7 | 8 | 9 | 10 |

Grilletto

- ☐ Fame
- ☐ Luci luminose
- ☐ Caffè
- ☐ Stress al lavoro
- ☐ Stress a casa
- ☐ Pasti saltati
- ☐ Ansia

- ☐ L'insonnia
- ☐ Malattia
- ☐ Stanchezza
- ☐ Odori/ Profumi
- ☐ Movimento
- ☐ Affaticamento degli occhi
- ☐ _____

Misure di soccorso

Farmaci	
Acqua	
Dormire	
Esercizio	
Altro	
Altro	

Note: _____

Libro di bordo dell'emicrania

Libro di bordo dell'emicrania

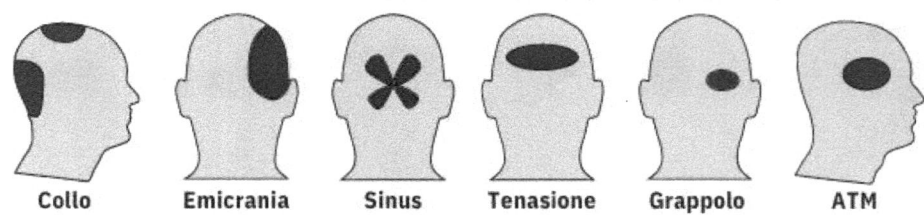

| Collo | Emicrania | Sinus | Tenasione | Grappolo | ATM |

DATA:_____ **TEMPO [ ]:**_____

☐ ☀️ ☐ ⛅ ☐ ☁️ ☐ 🌦️ ☐ 🌧️ ☐ 🌨️ 🌡️_____

Gravità del dolore

| 1 | 2 | 3 | 4 | 5 | 6 | 7 | 8 | 9 | 10 |

Grilletto

- ☐ Fame
- ☐ Luci luminose
- ☐ Caffè
- ☐ Stress al lavoro
- ☐ Stress a casa
- ☐ Pasti saltati
- ☐ Ansia
- ☐ L'insonnia
- ☐ Malattia
- ☐ Stanchezza
- ☐ Odori/ Profumi
- ☐ Movimento
- ☐ Affaticamento degli occhi
- ☐ _____

Misure di soccorso

Farmaci	
Acqua	
Dormire	
Esercizio	
Altro	
Altro	

Note:_____

Libro di bordo dell'emicrania

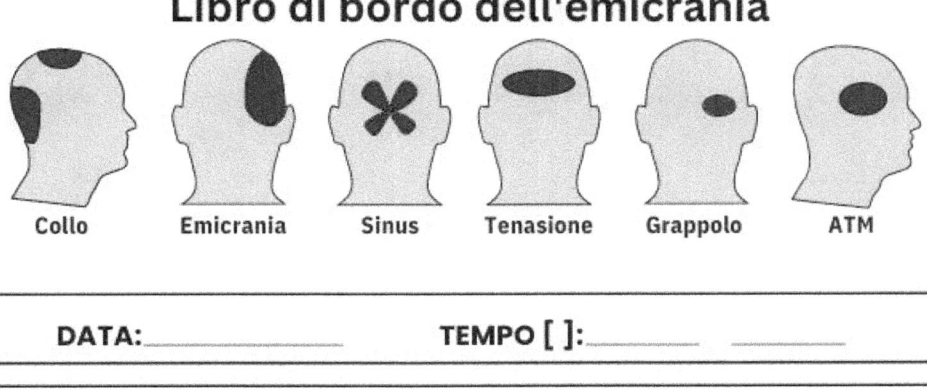

| Collo | Emicrania | Sinus | Tenasione | Grappolo | ATM |

DATA: _____ **TEMPO [ ]:** _____

☀ ☁ 🌥 🌧 🌧 🌨 🌡 _____

Gravità del dolore

| 1 | 2 | 3 | 4 | 5 | 6 | 7 | 8 | 9 | 10 |

Grilletto

- ☐ Fame
- ☐ Luci luminose
- ☐ Caffè
- ☐ Stress al lavoro
- ☐ Stress a casa
- ☐ Pasti saltati
- ☐ Ansia
- ☐ L'insonnia
- ☐ Malattia
- ☐ Stanchezza
- ☐ Odori/ Profumi
- ☐ Movimento
- ☐ Affaticamento degli occhi
- ☐ _____

Misure di soccorso

Farmaci	
Acqua	
Dormire	
Esercizio	
Altro	
Altro	

Note: _____

Libro di bordo dell'emicrania

Libro di bordo dell'emicrania

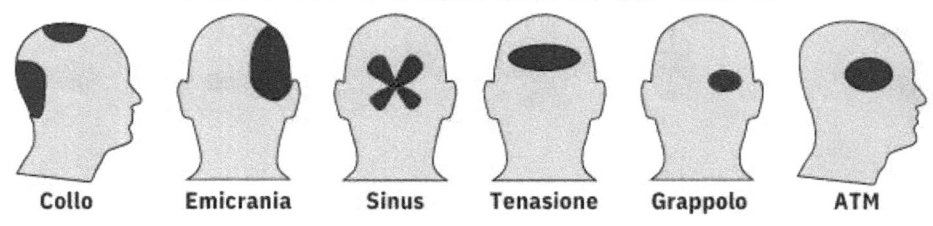

| Collo | Emicrania | Sinus | Tenasione | Grappolo | ATM |

DATA: _____   **TEMPO [ ]:** _____

☀ ☁ ⛅ 🌧 🌧 ❄ 🌡
☐ ☐ ☐ ☐ ☐ ☐

Gravità del dolore

1	2	3	4	5	6	7	8	9	10

Grilletto

- ☐ Fame
- ☐ Luci luminose
- ☐ Caffè
- ☐ Stress al lavoro
- ☐ Stress a casa
- ☐ Pasti saltati
- ☐ Ansia

- ☐ L'insonnia
- ☐ Malattia
- ☐ Stanchezza
- ☐ Odori/ Profumi
- ☐ Movimento
- ☐ Affaticamento degli occhi
- ☐ _____

Misure di soccorso

Farmaci	
Acqua	
Dormire	
Esercizio	
Altro	
Altro	

Note: _____

Libro di bordo dell'emicrania

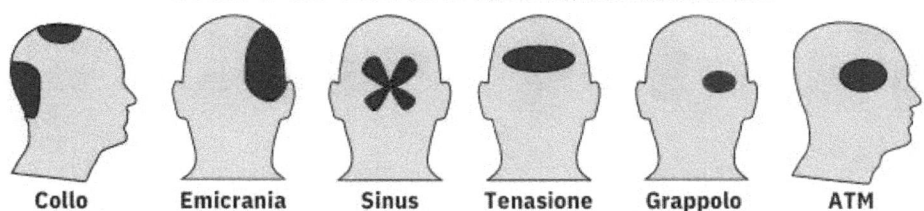

| Collo | Emicrania | Sinus | Tenasione | Grappolo | ATM |

DATA: _____ **TEMPO [ ]:** _____ _____

☀ ☁ ⛅ 🌧 🌧 ❄ 🌡 _____
☐ ☐ ☐ ☐ ☐ ☐

Gravità del dolore

| 1 | 2 | 3 | 4 | 5 | 6 | 7 | 8 | 9 | 10 |

Grilletto

- ☐ Fame
- ☐ Luci luminose
- ☐ Caffè
- ☐ Stress al lavoro
- ☐ Stress a casa
- ☐ Pasti saltati
- ☐ Ansia

- ☐ L'insonnia
- ☐ Malattia
- ☐ Stanchezza
- ☐ Odori/ Profumi
- ☐ Movimento
- ☐ Affaticamento degli occhi
- ☐ _____

Misure di soccorso

Farmaci	
Acqua	
Dormire	
Esercizio	
Altro	
Altro	

Note: _____

Libro di bordo dell'emicrania

Libro di bordo dell'emicrania

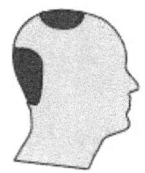 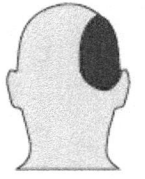 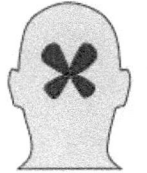 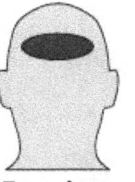 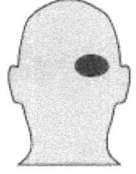 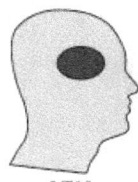

Collo   Emicrania   Sinus   Tenasione   Grappolo   ATM

DATA:_____   TEMPO [ ]:_____ _____

☀ ☐   ☁ ☐   ⛅ ☐   🌦 ☐   🌧 ☐   🌨 ☐   🌡 _____

Gravità del dolore

1	2	3	4	5	6	7	8	9	10

Grilletto

- ☐ Fame
- ☐ Luci luminose
- ☐ Caffè
- ☐ Stress al lavoro
- ☐ Stress a casa
- ☐ Pasti saltati
- ☐ Ansia
- ☐ L'insonnia
- ☐ Malattia
- ☐ Stanchezza
- ☐ Odori/ Profumi
- ☐ Movimento
- ☐ Affaticamento degli occhi
- ☐ _____

Misure di soccorso

Farmaci	
Acqua	
Dormire	
Esercizio	
Altro	
Altro	

Note: _____

Libro di bordo dell'emicrania

Libro di bordo dell'emicrania

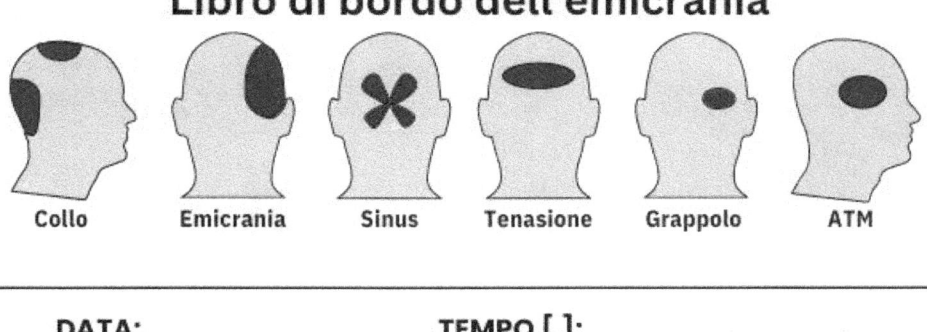

| Collo | Emicrania | Sinus | Tenasione | Grappolo | ATM |

DATA: _____   **TEMPO [ ]:** _____

☀ ☐   ⛅ ☐   🌥 ☐   🌦 ☐   🌧 ☐   🌨 ☐   🌡 _____

Gravità del dolore

1	2	3	4	5	6	7	8	9	10

Grilletto

- ☐ Fame
- ☐ Luci luminose
- ☐ Caffè
- ☐ Stress al lavoro
- ☐ Stress a casa
- ☐ Pasti saltati
- ☐ Ansia
- ☐ L'insonnia
- ☐ Malattia
- ☐ Stanchezza
- ☐ Odori/ Profumi
- ☐ Movimento
- ☐ Affaticamento degli occhi
- ☐ _____

Misure di soccorso

Farmaci	
Acqua	
Dormire	
Esercizio	
Altro	
Altro	

Note: _____

Libro di bordo dell'emicrania

Libro di bordo dell'emicrania

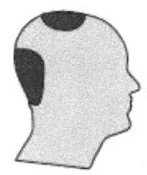	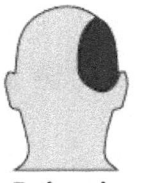	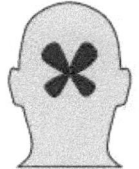	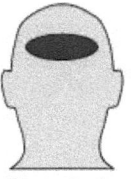	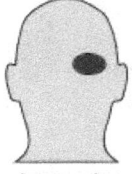	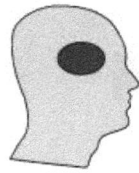
Collo	Emicrania	Sinus	Tenasione	Grappolo	ATM

DATA:_____   **TEMPO [ ]:**_____ _____

☀ ☐ ⛅ ☐ 🌥 ☐ 🌦 ☐ 🌧 ☐ 🌨 ☐   🌡

Gravità del dolore

1	2	3	4	5	6	7	8	9	10

Grilletto

- ☐ Fame
- ☐ Luci luminose
- ☐ Caffè
- ☐ Stress al lavoro
- ☐ Stress a casa
- ☐ Pasti saltati
- ☐ Ansia
- ☐ L'insonnia
- ☐ Malattia
- ☐ Stanchezza
- ☐ Odori/ Profumi
- ☐ Movimento
- ☐ Affaticamento degli occhi
- ☐ _____

Misure di soccorso

Farmaci	
Acqua	
Dormire	
Esercizio	
Altro	
Altro	

Note: _____

Libro di bordo dell'emicrania

Libro di bordo dell'emicrania

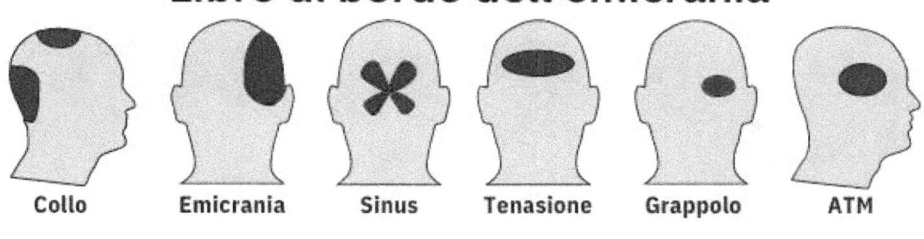

| Collo | Emicrania | Sinus | Tenasione | Grappolo | ATM |

DATA: _____   **TEMPO [ ]:** _____

Gravità del dolore

| 1 | 2 | 3 | 4 | 5 | 6 | 7 | 8 | 9 | 10 |

Grilletto

- ☐ Fame
- ☐ Luci luminose
- ☐ Caffè
- ☐ Stress al lavoro
- ☐ Stress a casa
- ☐ Pasti saltati
- ☐ Ansia

- ☐ L'insonnia
- ☐ Malattia
- ☐ Stanchezza
- ☐ Odori/ Profumi
- ☐ Movimento
- ☐ Affaticamento degli occhi
- ☐ _____

Misure di soccorso

Farmaci	
Acqua	
Dormire	
Esercizio	
Altro	
Altro	

Note: _____

Libro di bordo dell'emicrania

Libro di bordo dell'emicrania

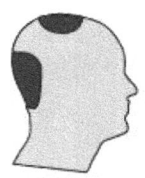 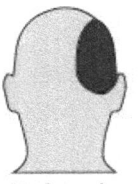 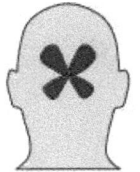 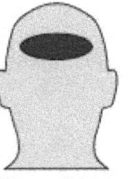 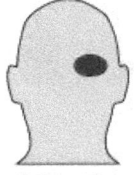 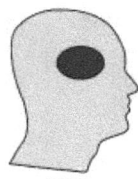

| Collo | Emicrania | Sinus | Tenasione | Grappolo | ATM |

DATA:_____   **TEMPO [ ]:**_____   _____

Gravità del dolore

1	2	3	4	5	6	7	8	9	10

Grilletto

- ☐ Fame
- ☐ Luci luminose
- ☐ Caffè
- ☐ Stress al lavoro
- ☐ Stress a casa
- ☐ Pasti saltati
- ☐ Ansia
- ☐ L'insonnia
- ☐ Malattia
- ☐ Stanchezza
- ☐ Odori/ Profumi
- ☐ Movimento
- ☐ Affaticamento degli occhi
- ☐ _____

Misure di soccorso

Farmaci	
Acqua	
Dormire	
Esercizio	
Altro	
Altro	

Note: _____

Libro di bordo dell'emicrania

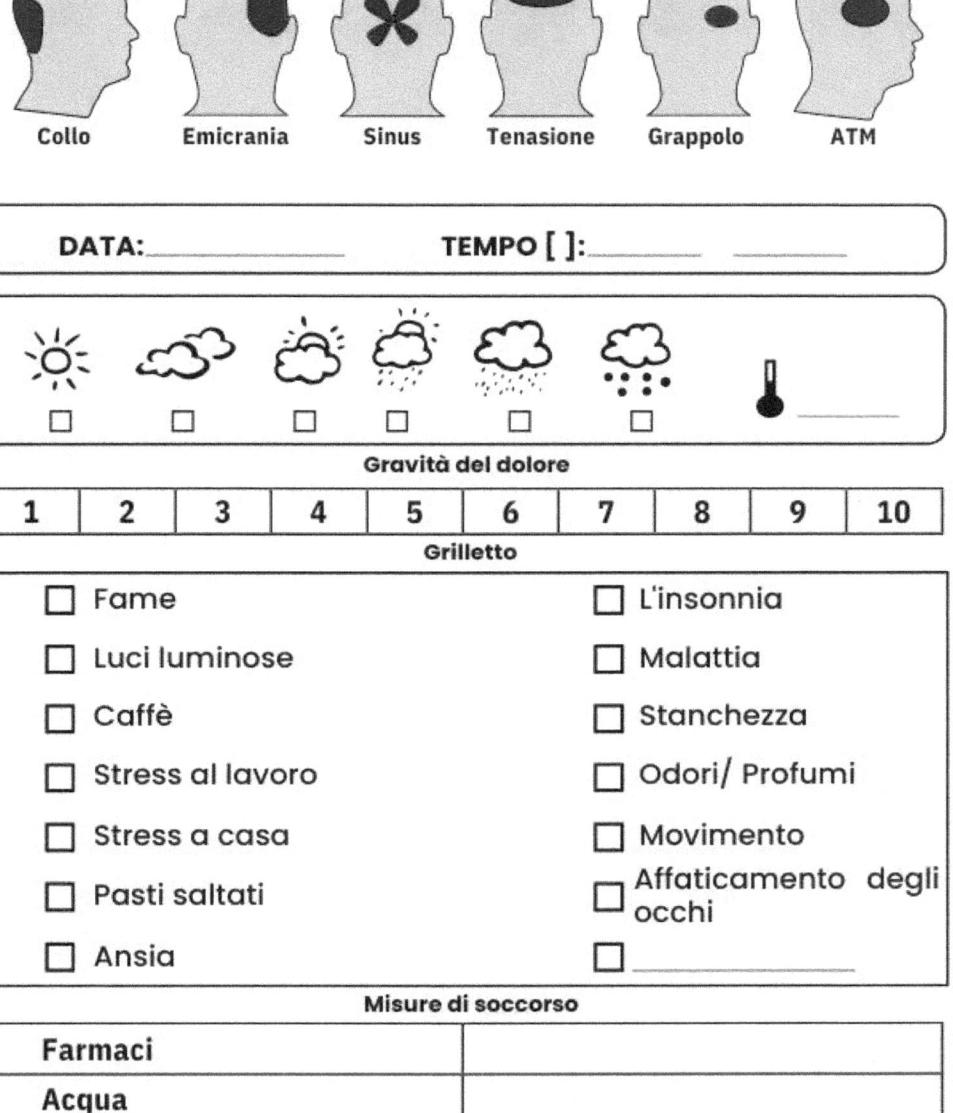

Libro di bordo dell'emicrania

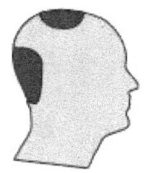	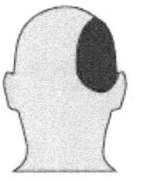	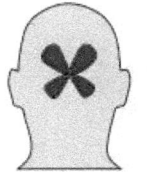	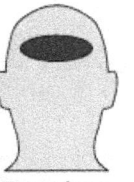	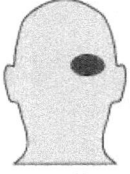	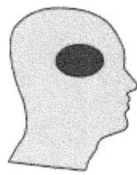
Collo	Emicrania	Sinus	Tenasione	Grappolo	ATM

DATA:_____ TEMPO [ ]:_____ _____

☀ ☐   ⛅ ☐   🌤 ☐   🌦 ☐   🌧 ☐   🌨 ☐   🌡___

Gravità del dolore

1	2	3	4	5	6	7	8	9	10

Grilletto

- ☐ Fame
- ☐ Luci luminose
- ☐ Caffè
- ☐ Stress al lavoro
- ☐ Stress a casa
- ☐ Pasti saltati
- ☐ Ansia

- ☐ L'insonnia
- ☐ Malattia
- ☐ Stanchezza
- ☐ Odori/ Profumi
- ☐ Movimento
- ☐ Affaticamento degli occhi
- ☐ _____

Misure di soccorso

Farmaci	
Acqua	
Dormire	
Esercizio	
Altro	
Altro	

Note: _____

Libro di bordo dell'emicrania

Libro di bordo dell'emicrania

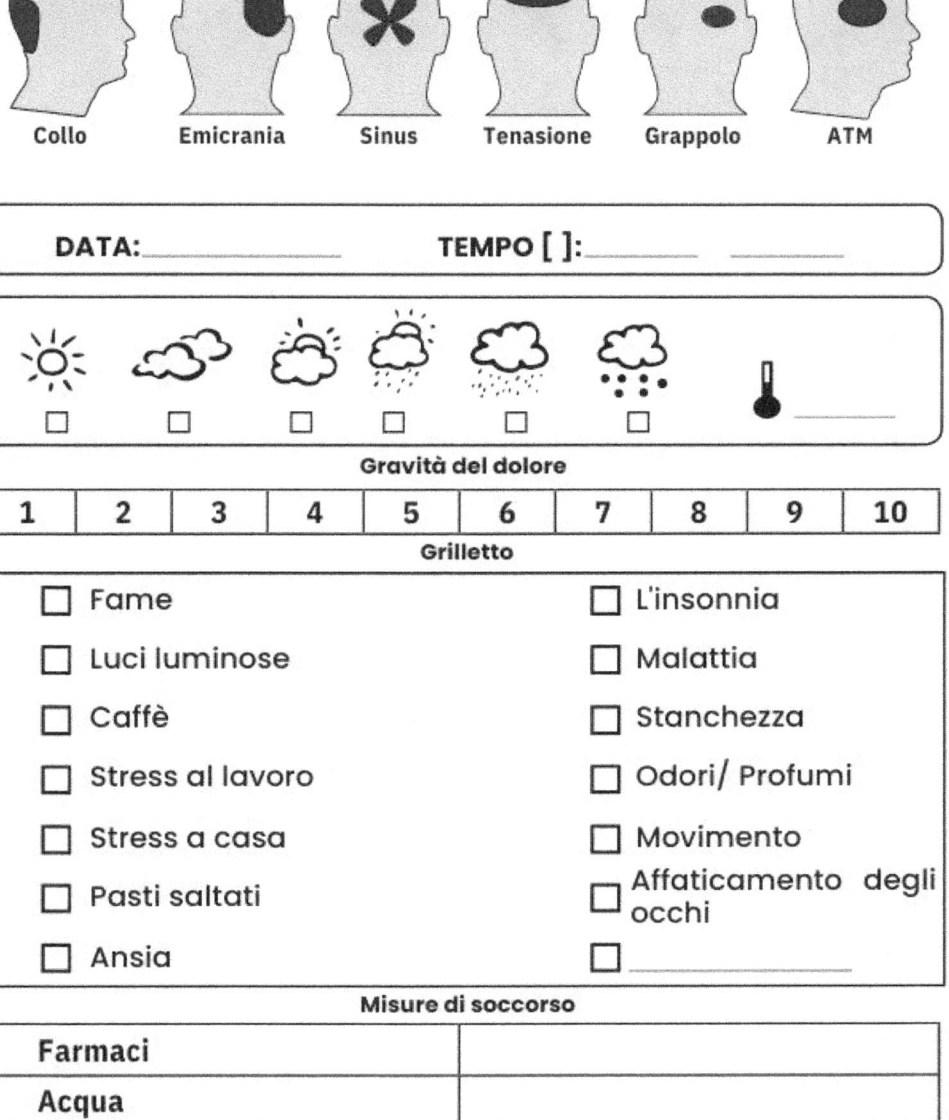

| Collo | Emicrania | Sinus | Tenasione | Grappolo | ATM |

DATA: _____ **TEMPO [ ]:** _____ _____

☀ ☁ 🌥 🌧 🌧 ❄ 🌡 _____

Gravità del dolore

| 1 | 2 | 3 | 4 | 5 | 6 | 7 | 8 | 9 | 10 |

Grilletto

- ☐ Fame
- ☐ Luci luminose
- ☐ Caffè
- ☐ Stress al lavoro
- ☐ Stress a casa
- ☐ Pasti saltati
- ☐ Ansia

- ☐ L'insonnia
- ☐ Malattia
- ☐ Stanchezza
- ☐ Odori/ Profumi
- ☐ Movimento
- ☐ Affaticamento degli occhi
- ☐ _____

Misure di soccorso

Farmaci	
Acqua	
Dormire	
Esercizio	
Altro	
Altro	

Note: _____

Libro di bordo dell'emicrania

Libro di bordo dell'emicrania

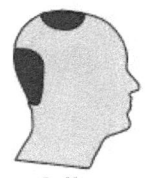 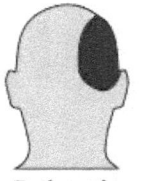 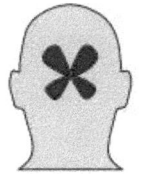 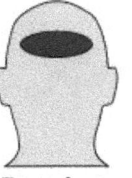 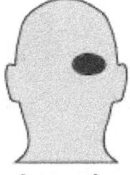 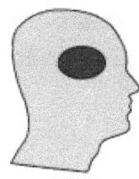

Collo Emicrania Sinus Tenasione Grappolo ATM

DATA:_____   TEMPO [ ]:_____ _____

☀ ☁ ⛅ 🌦 🌧 🌨 🌡_____
☐ ☐ ☐ ☐ ☐ ☐

Gravità del dolore

1	2	3	4	5	6	7	8	9	10

Grilletto

- ☐ Fame
- ☐ Luci luminose
- ☐ Caffè
- ☐ Stress al lavoro
- ☐ Stress a casa
- ☐ Pasti saltati
- ☐ Ansia

- ☐ L'insonnia
- ☐ Malattia
- ☐ Stanchezza
- ☐ Odori/ Profumi
- ☐ Movimento
- ☐ Affaticamento degli occhi
- ☐ _____

Misure di soccorso

Farmaci	
Acqua	
Dormire	
Esercizio	
Altro	
Altro	

Note: _____

Libro di bordo dell'emicrania

Libro di bordo dell'emicrania

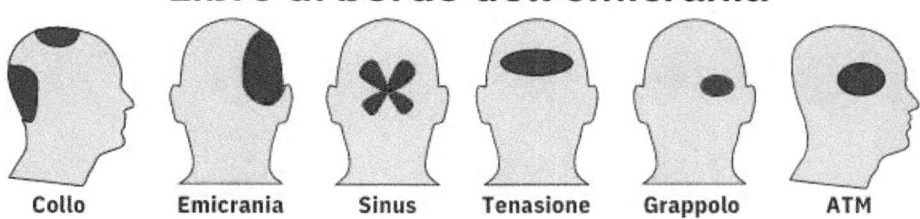

| Collo | Emicrania | Sinus | Tenasione | Grappolo | ATM |

DATA: _____ **TEMPO [ ]:** _____

☀ ☁ ⛅ 🌧 🌧 🌨 🌡 _____
☐ ☐ ☐ ☐ ☐ ☐

Gravità del dolore

1	2	3	4	5	6	7	8	9	10

Grilletto

- ☐ Fame
- ☐ Luci luminose
- ☐ Caffè
- ☐ Stress al lavoro
- ☐ Stress a casa
- ☐ Pasti saltati
- ☐ Ansia

- ☐ L'insonnia
- ☐ Malattia
- ☐ Stanchezza
- ☐ Odori/ Profumi
- ☐ Movimento
- ☐ Affaticamento degli occhi
- ☐ _____

Misure di soccorso

Farmaci	
Acqua	
Dormire	
Esercizio	
Altro	
Altro	

Note: _____

Libro di bordo dell'emicrania

Libro di bordo dell'emicrania

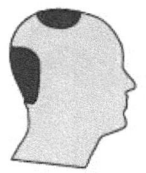	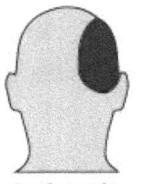	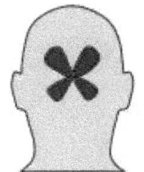	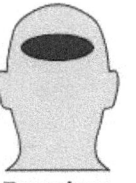	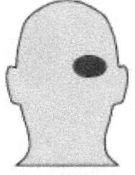	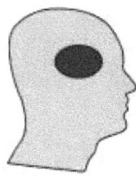
Collo	Emicrania	Sinus	Tenasione	Grappolo	ATM

DATA:_____   **TEMPO [ ]:**_____ _____

☀ ☐   ⛅ ☐   🌥 ☐   🌦 ☐   🌧 ☐   🌨 ☐   🌡_____

Gravità del dolore

1	2	3	4	5	6	7	8	9	10

Grilletto

- ☐ Fame
- ☐ Luci luminose
- ☐ Caffè
- ☐ Stress al lavoro
- ☐ Stress a casa
- ☐ Pasti saltati
- ☐ Ansia
- ☐ L'insonnia
- ☐ Malattia
- ☐ Stanchezza
- ☐ Odori/ Profumi
- ☐ Movimento
- ☐ Affaticamento degli occhi
- ☐ _____

Misure di soccorso

Farmaci	
Acqua	
Dormire	
Esercizio	
Altro	
Altro	

Note: _____

Libro di bordo dell'emicrania

Libro di bordo dell'emicrania

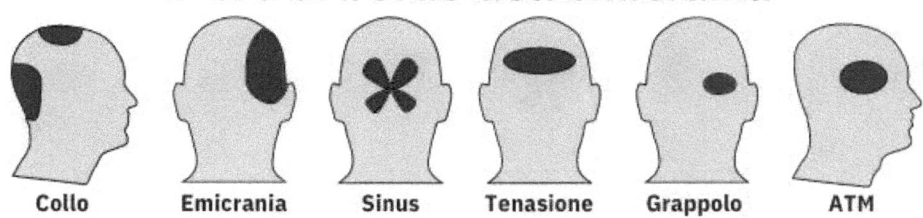

| Collo | Emicrania | Sinus | Tenasione | Grappolo | ATM |

DATA:_____   TEMPO [ ]:_____

☀ ☁ 🌤 🌦 🌧 🌨   🌡_____
☐ ☐ ☐ ☐ ☐ ☐

Gravità del dolore

| 1 | 2 | 3 | 4 | 5 | 6 | 7 | 8 | 9 | 10 |

Grilletto

- ☐ Fame
- ☐ Luci luminose
- ☐ Caffè
- ☐ Stress al lavoro
- ☐ Stress a casa
- ☐ Pasti saltati
- ☐ Ansia

- ☐ L'insonnia
- ☐ Malattia
- ☐ Stanchezza
- ☐ Odori/ Profumi
- ☐ Movimento
- ☐ Affaticamento degli occhi
- ☐ _____

Misure di soccorso

Farmaci	
Acqua	
Dormire	
Esercizio	
Altro	
Altro	

Note: _____

Libro di bordo dell'emicrania

Libro di bordo dell'emicrania

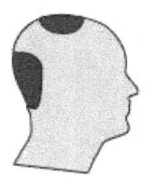 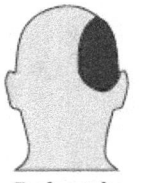 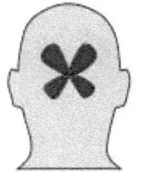 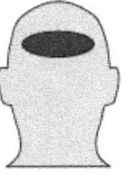 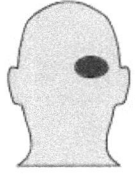 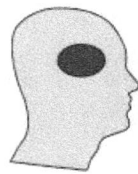

| Collo | Emicrania | Sinus | Tenasione | Grappolo | ATM |

DATA:_____ **TEMPO [ ]:**_____ _____

☀ ☐ ⛅ ☐ 🌥 ☐ 🌦 ☐ 🌧 ☐ 🌨 ☐ 🌡_____

Gravità del dolore

1	2	3	4	5	6	7	8	9	10

Grilletto

- ☐ Fame
- ☐ Luci luminose
- ☐ Caffè
- ☐ Stress al lavoro
- ☐ Stress a casa
- ☐ Pasti saltati
- ☐ Ansia

- ☐ L'insonnia
- ☐ Malattia
- ☐ Stanchezza
- ☐ Odori/ Profumi
- ☐ Movimento
- ☐ Affaticamento degli occhi
- ☐ _____

Misure di soccorso

Farmaci	
Acqua	
Dormire	
Esercizio	
Altro	
Altro	

Note: _____

Libro di bordo dell'emicrania

Libro di bordo dell'emicrania

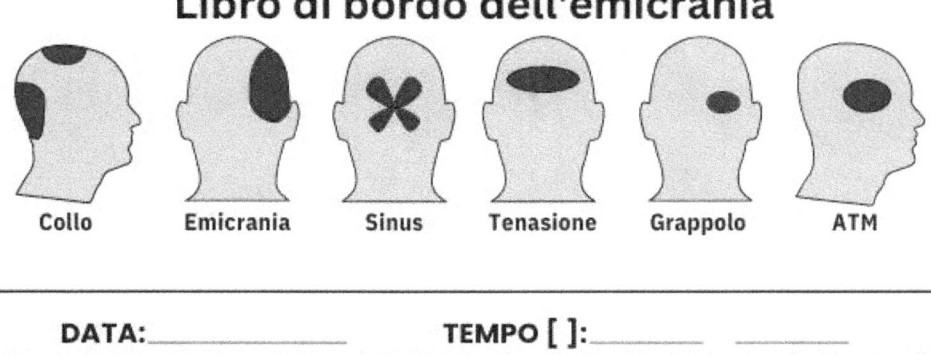

| Collo | Emicrania | Sinus | Tenasione | Grappolo | ATM |

DATA: _____ **TEMPO [ ]:** _____ _____

☀ ☁ 🌤 🌧 🌧 ❄ 🌡 _____
☐ ☐ ☐ ☐ ☐ ☐

Gravità del dolore

1	2	3	4	5	6	7	8	9	10

Grilletto

- ☐ Fame
- ☐ Luci luminose
- ☐ Caffè
- ☐ Stress al lavoro
- ☐ Stress a casa
- ☐ Pasti saltati
- ☐ Ansia
- ☐ L'insonnia
- ☐ Malattia
- ☐ Stanchezza
- ☐ Odori/ Profumi
- ☐ Movimento
- ☐ Affaticamento degli occhi
- ☐ _____

Misure di soccorso

Farmaci	
Acqua	
Dormire	
Esercizio	
Altro	
Altro	

Note: _____

Libro di bordo dell'emicrania

Libro di bordo dell'emicrania

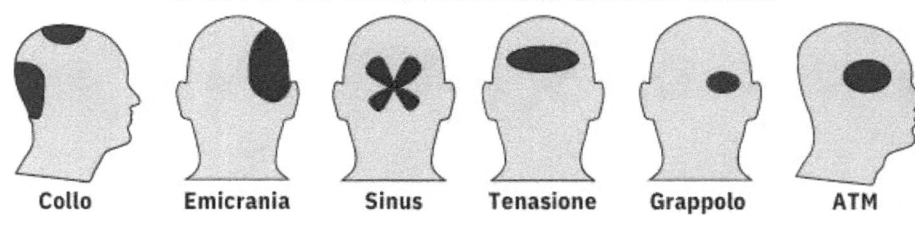

| Collo | Emicrania | Sinus | Tenasione | Grappolo | ATM |

DATA:_____ TEMPO [ ]:_____ _____

☀ ☐ ⛅ ☐ 🌤 ☐ ☁ ☐ 🌧 ☐ 🌨 ☐ 🌡

Gravità del dolore

| 1 | 2 | 3 | 4 | 5 | 6 | 7 | 8 | 9 | 10 |

Grilletto

- ☐ Fame
- ☐ Luci luminose
- ☐ Caffè
- ☐ Stress al lavoro
- ☐ Stress a casa
- ☐ Pasti saltati
- ☐ Ansia

- ☐ L'insonnia
- ☐ Malattia
- ☐ Stanchezza
- ☐ Odori/ Profumi
- ☐ Movimento
- ☐ Affaticamento degli occhi
- ☐ _____

Misure di soccorso

Farmaci	
Acqua	
Dormire	
Esercizio	
Altro	
Altro	

Note: _____

Libro di bordo dell'emicrania

Libro di bordo dell'emicrania

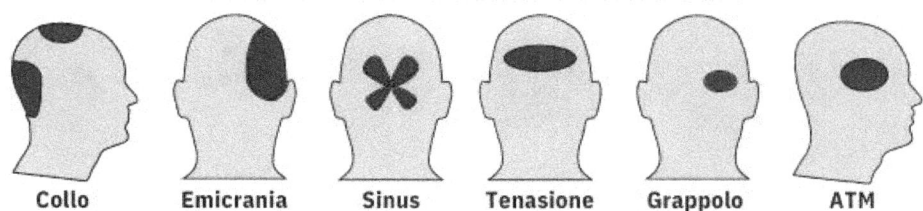

| Collo | Emicrania | Sinus | Tenasione | Grappolo | ATM |

DATA: _____   **TEMPO [ ]:** _____ _____

☀ ☁ 🌤 🌧 🌧 ❄ 🌡

Gravità del dolore

1	2	3	4	5	6	7	8	9	10

Grilletto

- ☐ Fame
- ☐ Luci luminose
- ☐ Caffè
- ☐ Stress al lavoro
- ☐ Stress a casa
- ☐ Pasti saltati
- ☐ Ansia

- ☐ L'insonnia
- ☐ Malattia
- ☐ Stanchezza
- ☐ Odori/ Profumi
- ☐ Movimento
- ☐ Affaticamento degli occhi
- ☐ _____

Misure di soccorso

Farmaci	
Acqua	
Dormire	
Esercizio	
Altro	
Altro	

Note: _____

Libro di bordo dell'emicrania

Libro di bordo dell'emicrania

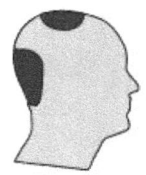 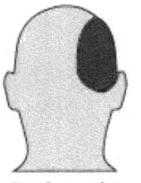 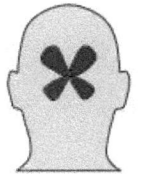 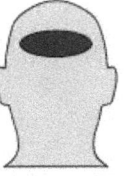 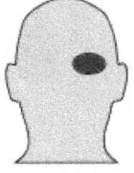 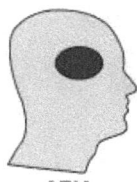

Collo — Emicrania — Sinus — Tenasione — Grappolo — ATM

DATA:_____ TEMPO [ ]:_____ _____

☀ ☐   ⛅ ☐   🌥 ☐   🌦 ☐   🌧 ☐   🌨 ☐   🌡

Gravità del dolore

1	2	3	4	5	6	7	8	9	10

Grilletto

- ☐ Fame
- ☐ Luci luminose
- ☐ Caffè
- ☐ Stress al lavoro
- ☐ Stress a casa
- ☐ Pasti saltati
- ☐ Ansia

- ☐ L'insonnia
- ☐ Malattia
- ☐ Stanchezza
- ☐ Odori/ Profumi
- ☐ Movimento
- ☐ Affaticamento degli occhi
- ☐ _____

Misure di soccorso

Farmaci	
Acqua	
Dormire	
Esercizio	
Altro	
Altro	

Note: _____

Libro di bordo dell'emicrania

Libro di bordo dell'emicrania

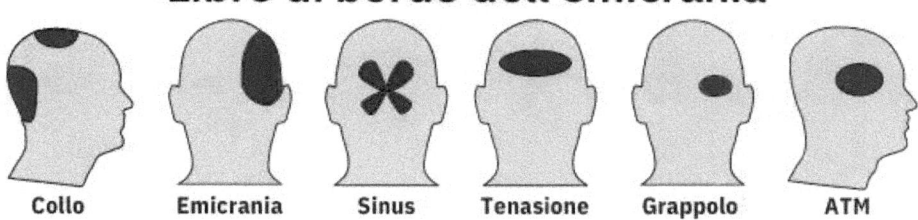

| Collo | Emicrania | Sinus | Tenasione | Grappolo | ATM |

DATA:_____ **TEMPO [ ]:**_____ _____

Gravità del dolore

1	2	3	4	5	6	7	8	9	10

Grilletto

- ☐ Fame
- ☐ Luci luminose
- ☐ Caffè
- ☐ Stress al lavoro
- ☐ Stress a casa
- ☐ Pasti saltati
- ☐ Ansia
- ☐ L'insonnia
- ☐ Malattia
- ☐ Stanchezza
- ☐ Odori/ Profumi
- ☐ Movimento
- ☐ Affaticamento degli occhi
- ☐ _____

Misure di soccorso

Farmaci	
Acqua	
Dormire	
Esercizio	
Altro	
Altro	

Note: _____

Libro di bordo dell'emicrania

Libro di bordo dell'emicrania

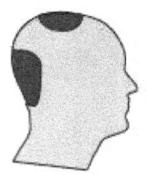 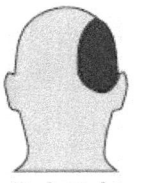 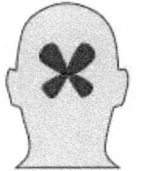 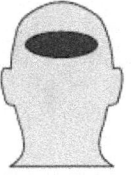 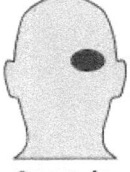 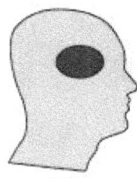

Collo — Emicrania — Sinus — Tenasione — Grappolo — ATM

DATA:_____   TEMPO [ ]:_____ _____

☀ ☁ ⛅ 🌦 🌧 🌨   🌡

Gravità del dolore

| 1 | 2 | 3 | 4 | 5 | 6 | 7 | 8 | 9 | 10 |

Grilletto

- ☐ Fame
- ☐ Luci luminose
- ☐ Caffè
- ☐ Stress al lavoro
- ☐ Stress a casa
- ☐ Pasti saltati
- ☐ Ansia
- ☐ L'insonnia
- ☐ Malattia
- ☐ Stanchezza
- ☐ Odori/ Profumi
- ☐ Movimento
- ☐ Affaticamento degli occhi
- ☐ _____

Misure di soccorso

Farmaci	
Acqua	
Dormire	
Esercizio	
Altro	
Altro	

Note: _____

Libro di bordo dell'emicrania

Libro di bordo dell'emicrania

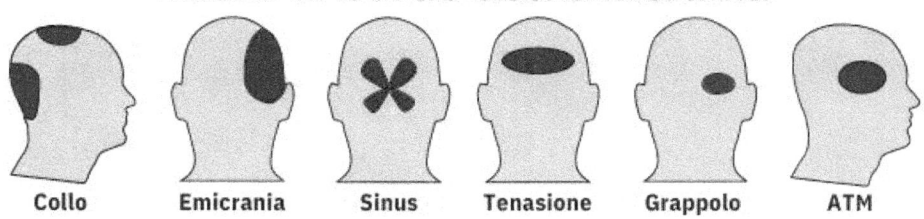

| Collo | Emicrania | Sinus | Tenasione | Grappolo | ATM |

DATA: _____ **TEMPO [ ]:** _____ _____

☀ ⛅ 🌤 🌧 🌧 🌨 🌡
☐ ☐ ☐ ☐ ☐ ☐

Gravità del dolore

| 1 | 2 | 3 | 4 | 5 | 6 | 7 | 8 | 9 | 10 |

Grilletto

- ☐ Fame
- ☐ Luci luminose
- ☐ Caffè
- ☐ Stress al lavoro
- ☐ Stress a casa
- ☐ Pasti saltati
- ☐ Ansia

- ☐ L'insonnia
- ☐ Malattia
- ☐ Stanchezza
- ☐ Odori/ Profumi
- ☐ Movimento
- ☐ Affaticamento degli occhi
- ☐ _____

Misure di soccorso

Farmaci	
Acqua	
Dormire	
Esercizio	
Altro	
Altro	

Note: _____

Libro di bordo dell'emicrania

Libro di bordo dell'emicrania

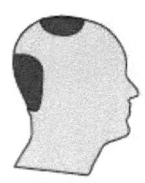	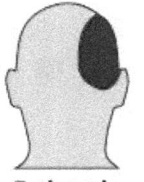	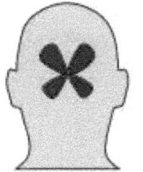	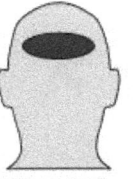	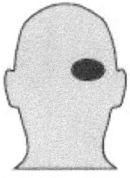	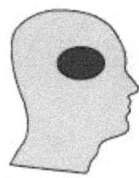
Collo	Emicrania	Sinus	Tenasione	Grappolo	ATM

DATA:_____   TEMPO [ ]:_____ _____

☀ ☁ ⛅ 🌦 🌧 🌨 🌡_____

Gravità del dolore

| 1 | 2 | 3 | 4 | 5 | 6 | 7 | 8 | 9 | 10 |

Grilletto

- ☐ Fame
- ☐ Luci luminose
- ☐ Caffè
- ☐ Stress al lavoro
- ☐ Stress a casa
- ☐ Pasti saltati
- ☐ Ansia
- ☐ L'insonnia
- ☐ Malattia
- ☐ Stanchezza
- ☐ Odori/ Profumi
- ☐ Movimento
- ☐ Affaticamento degli occhi
- ☐ _____

Misure di soccorso

Farmaci	
Acqua	
Dormire	
Esercizio	
Altro	
Altro	

Note: _____

Libro di bordo dell'emicrania

Libro di bordo dell'emicrania

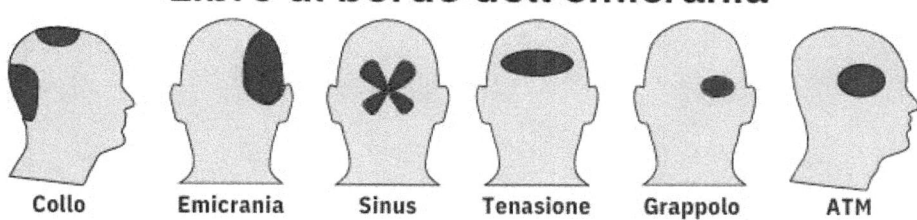

| Collo | Emicrania | Sinus | Tenasione | Grappolo | ATM |

DATA:_____ TEMPO [ ]:_____ _____

☀ ☁ ⛅ 🌧 🌧 🌨 🌡_____
☐ ☐ ☐ ☐ ☐ ☐

Gravità del dolore

| 1 | 2 | 3 | 4 | 5 | 6 | 7 | 8 | 9 | 10 |

Grilletto

☐ Fame   ☐ L'insonnia
☐ Luci luminose   ☐ Malattia
☐ Caffè   ☐ Stanchezza
☐ Stress al lavoro ☐ Odori/ Profumi
☐ Stress a casa   ☐ Movimento
☐ Pasti saltati   ☐ Affaticamento degli occhi
☐ Ansia   ☐ _____

Misure di soccorso

Farmaci	
Acqua	
Dormire	
Esercizio	
Altro	
Altro	

Note: _____

Libro di bordo dell'emicrania

www.ingramcontent.com/pod-product-compliance
Lightning Source LLC
Chambersburg PA
CBHW071720020426
42333CB00017B/2338